JN265439

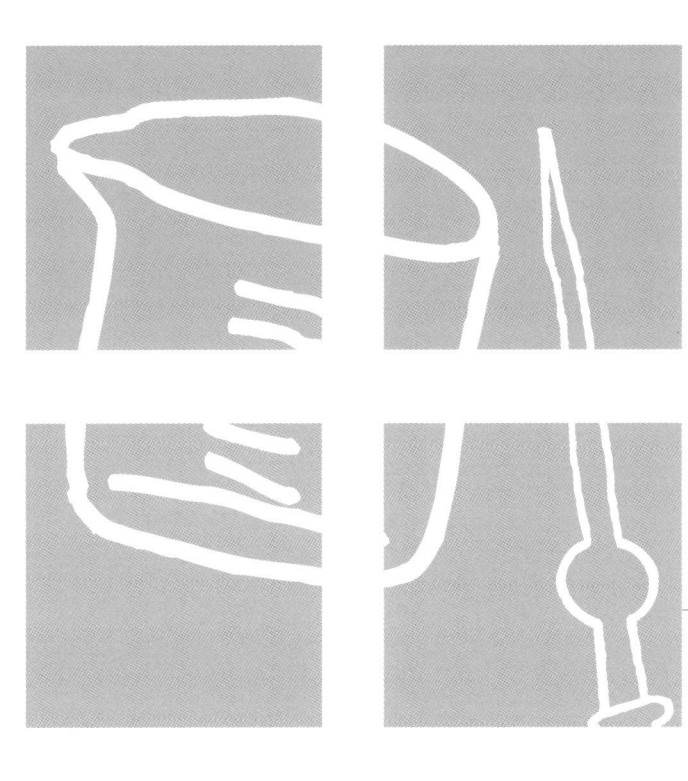

改訂 食品衛生学実験

細貝祐太郎 監修
川井英雄／廣末トシ子 著

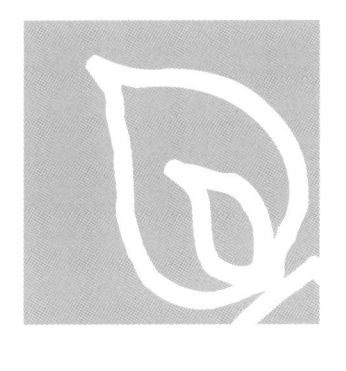

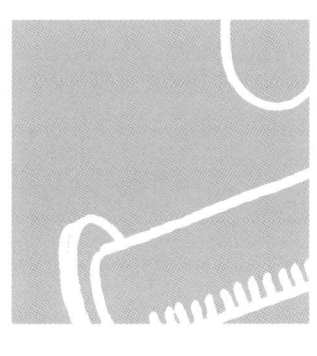

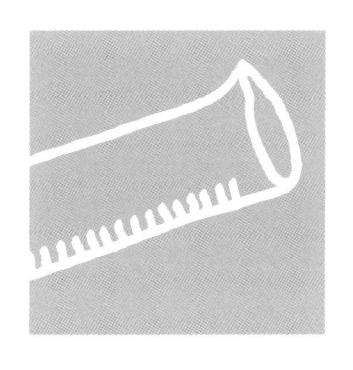

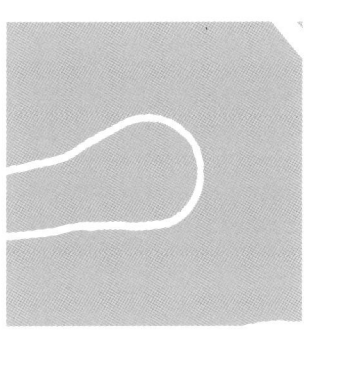

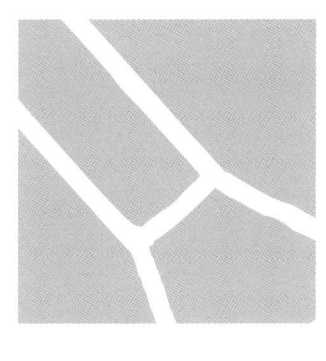

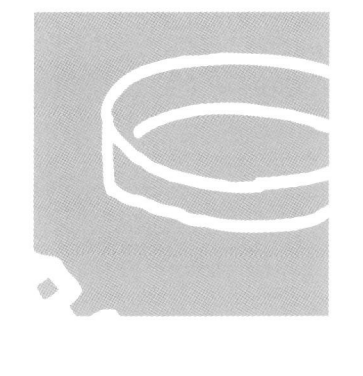

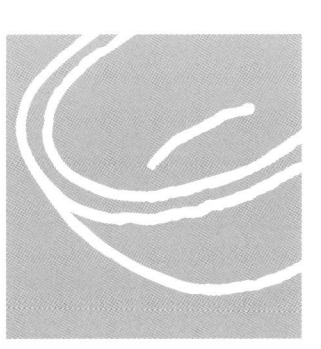

恒星社厚生閣

序　文

　『食品衛生学実験』の初版が出版されてからすでに27年，またその改訂版とした『食品衛生学実験　第二版』の出版から12年を経過した．

　この間の食品衛生学にかかわる分野で，食品添加物，残留農薬，動物医薬品などの規制，あるいは食品の規格基準の改正など種々の進展がみられた．このような動向に鑑み，本書を全面改稿し，『改訂　食品衛生学実験』として発行することとした．

　すなわち，従来の実験項目から品質保持剤，植物性自然毒，有害元素および洗浄剤などを削除し，新たに水質検査を実験項目に加え，さらに従来の項目も改正し内容の充実を図った．

　本書によって食品衛生学実験に興味をもっていただければ幸いである．

2012年3月1日

著者共識

目 次

序文 iii

序説 001

Ⅰ 食品衛生化学実験

1. 食品添加物（Food Additives） 005
1-1 甘味料（Sweetener），アスパルテーム（Aspartame）およびステビア（Stevia） 005
1-2 着色料（Food Color） 009
1-3 発色剤（Color Fixative），亜硝酸（Nitrite） 016
1-4 漂白剤（Bleaching Agent），亜硫酸（Sulfur Dioxide） 020
1-5 保存料（Preservative），ソルビン酸（Sorbic acid） 027

2. 動物用医薬品（Veterinary Drugs） 031
2-1 抗生物質（Antibiotics），オキシテトラサイクリン（Oxytetracycline） 031

3. 残留農薬（Pesticide Residue） 034
3-1 殺虫剤（Insecticide），カルバリル（Carbaryl） 034

4. 鮮度および腐敗（Freshness, Putrefaction） 038
4-1 K値（K value） 039
4-2 揮発性塩基窒素（Volatile basic nitrogen, VBN） 042
4-3 トリメチルアミン（Trimethylamine, TMA） 046
4-4 水分活性（Water Activity, A_w） 048

5. 油脂の変敗（Rancidity） 051

6. 水質検査（Water Quality tests） 055
6-1 硬度（Hardness） 055
6-2 残留塩素（Residual chlorine） 057

Ⅱ 食品微生物学実験

1. 滅菌と消毒（Sterilization and Disinfection） 061
1-1 滅菌法 061
1-2 消毒法 062

2. 培地の作り方と種類（Culture Media） ……… 063
- 2-1 培地の作り方 ……… 063
- 2-2 培地の滅菌 ……… 063
- 2-3 寒天培地の固め方 ……… 064

3. 培養法（Cultivation） ……… 065
- 3-1 白金線，白金耳，白金カギの取扱い方 ……… 065
- 3-2 分離培養法 ……… 066
- 3-3 純培養法 ……… 067

4. 形態観察（Morphological Observation） ……… 068
- 4-1 培養所見 ……… 068
- 4-2 顕微鏡による観察 ……… 068
- 4-3 鏡検標本の作り方 ……… 069

5. 食品の細菌検査法（Bacteriological Examination of Foods） ……… 075
- 5-1 細菌数測定 ……… 075
- 5-2 大腸菌群測定 ……… 083
- 5-3 糞便性大腸菌群の測定 ……… 088

6. 食中毒原因菌の分離（Isolation of Food-born Enteropathogens） ……… 093

7. 簡易検査法（Simplified Test） ……… 102
- 7-1 ペーパーストリップ法による大腸菌群の検査 ……… 102
- 7-2 アーガースタンプ法 ……… 103
- 7-3 大腸菌群数迅速測定用ペトリフィルム（2,000ccプレート） ……… 104
- 7-4 シート状培地　サニ太くん ……… 105
- 7-5 簡易拭き取り培地　セップメイト ……… 105
- 7-6 ルシフェリン・ルシフェラーゼ法による清浄度試験 ……… 106

8. 容器，器具，手指などの細菌検査法
（Bacteriological Examination of Containers, Utensils, Fingers and etc.） ……… 108
- 8-1 容器，器具 ……… 108
- 8-2 フキン ……… 110
- 8-3 手指 ……… 111
- 8-4 空気 ……… 112

索引 ……… 113

序　説

　従来，食品衛生学に関する実験書については多くの図書が刊行されているが，その内容は必ずしも十分ではなく，測定項目については各図書とも同一のものが多い．また実験に使用する試料についてもほとんど指示がなされていない．そして測定に際しても，最早一般的なガスクロマトグラフなどの分析機器が使用される実験も少ない．

　実社会では，微生物や有害化学物質を精度よく測定できる液体クロマトグラフ質量分析計を結合したガスクロマトグラフ，有害元素の測定では誘導結合プラズマ発光分析計，ケイ光X線などの利用が一般的となっているが，これらの機器は高価であり，大学の実習に使用することはできない．学生実習に使用する分析機器としては，ガスクロマトグラフや液体クロマトグラフが適当で，それらの原理や測定法を習得しておくことが必要である．

　そこで本書の編集方針として，測定項目に身近な分析機器を用い実験を行うように考慮し，また食品衛生学は食生活と最も関連が深いのでできるかぎり実験に使用する試料は市販品を使用し，さらに卒業研究やゼミナールで実施できるようなテーマの紹介についても記述した．

　本書で取り上げた測定法は滴定のほか，測定機器は分光光度計，ガスクロマトグラフ，液体クロマトグラフを取り入れ，このほか，ろ紙および薄層クロマトグラフィー，拡散分析法などがある．すなわち，測定方法としては実際に最もよく使用されている一般的なものばかりである．

　実験項目の中には毒劇物，あるいは食中毒菌といった危険なものを取り扱う場合もある．中には学生実験としては，専門的であり危険なので好ましくないと考えられる項目もあろうが，本書ではあえてそれらの実験を加えることとした．すなわち，危険なものでもどのように取り扱えば危険ではないという技術が重要であると考えたからである．ただし，それには指導教官の十分な説明と指導監督が必要であることはいうまでもない．

　実験に際しては先ず自分が何を実験し，何を勉強しようとしているの

か，その実験の意義，その原理を十分に理解して実験に望まなければならない．また，実験が終了したなら，その反省やどのような知識が得られたかを整理して考えることも必要である．実験は一人で行うことが望ましいが，多くの場合複数の人員で一項目の実験を行っているのが実情である．このような場合，どのような実験でも実験する人はいつでも同じという場合が多いが，このようなことではなく交代で積極的に実験を行ってもらいたい．

そして実験は手ぎわよく正確に行うことが必要である．多人数で一つの項目について実験を行う場合は，それぞれ手分けして実施すれば時間の無駄がない．また実験操作の中で放置時間や蒸留などで時間が空いている間にレポートの計画などを立てることもよいであろう．どのような場合にホールピペットを使い，どのような場合にメスピペットや駒込ピペットを使うべきかを事前によく考えること，すなわち，どの点を正確に行うべきか，あるいはどの点はそれほど正確でなくてもよいかということを十分に考えるべきである．

一方，化学実験操作には昔から先人が開発した最も確実な方法があり，現在ではそれが受け継がれ行われている．例えば，かっ色ビューレットを使用すべき滴定に無色ビューレットを使用しても滴定はできる．しかしそれを使用するということはそれなりの理由があり，それを無視するようなことがあってはならない．その他，実験に際しては指導教官の説明をよく聞き，まじめな態度で望むことが事故を防ぐ最大の要点である．

つぎに食品微生物学実験では，培地の作成などの基礎的な事柄についても全く未経験ということもあると考え，滅菌，消毒の方法，培地調製，染色，菌の同定など基礎的な種々の知識を取得したのち，その応用として食品の細菌検査法に進むように記述した．この場合も勿論，試料としては市販の食品を使用するようにした．

常識的なことではあるが微生物は肉眼でみることはできない．それ故，自己が実験中にその汚染を受けているかどうかは判らないので実験は慎重に，実験の前後には必ず手指の消毒を実施し，白衣のままで学内を歩くようなことは避けたい．本実験は，卒業後食品衛生関係に進む方々にとっては，とくに重要である．

本書の特徴や実験に際しての心構え，あるいは注意事項などについて，さらに詳細な点については指導教官の指示に従っていただき，十分に勉学されることを望む次第である．

Ⅰ 食品衛生化学実験

1. 食品添加物（Food Additives）

1-1 甘味料（Sweetener），アスパルテーム（Aspartame）およびステビア（Stevia）

　人工甘味料は砂糖と比べて低カロリーであること，かっ変しない，微生物による発酵のおそれが少ないなどの理由から生活習慣病患者の甘味源やダイエット食品など広く利用されている．

　現在，食品添加物として指定されている甘味料としては，アセスルファムカリウム，グリチルリチン酸二ナトリウム，サッカリン，サッカリンナトリウム，スクラロース，使用基準のないものとして，アスパルテーム，D-ソルビトール，ネオテーム，キシリトール，既存添加物としてN-アセチルグルコサミンなどがある．

1 測定意義

　添加物アスパルテームおよび既存添加物ステビオサイドを対象とした．両者ともに使用基準がないことから，食品にこれらの添加物が使用されているかどうかを知る．

2 甘味料使用基準

物質名	対象食品	使用量	使用制限	備考（他の主な用途名）
アセスルファムカリウム	砂糖代替食品（コーヒー，紅茶等に直接加え，砂糖に代替する食品として用いられるもの）	15g/kg以下		特別用途表示の許可又は承認を受けた場合は，この限りではない
	栄養機能食品（錠剤）	6.0g/kg		
	あん類，菓子，生菓子	2.5g/kg以下		
	チューインガム	5.0g/kg以下		
	アイスクリーム類 ジャム類 たれ 漬物 氷菓 フラワーペースト	1.0g/kg以下		
	果実酒 雑酒 清涼飲料水 乳飲料 乳酸菌飲料 はっ酵乳（希釈して飲用に供する飲料水にあっては，希釈後の飲料水）	0.50g/kg以下		
	その他の食品	0.35g/kg以下		
グリチルリチン酸二ナトリウム	しょう油，みそ			
サッカリン	チューインガム	0.050g/kg以下（サッカリンとして）		
サッカリンカルシウム サッカリンナトリウム	こうじ漬，酢漬，たくあん漬	2.0g/kg未満（サッカリンナトリウムとしての残存量）	サッカリンカルシウムとサッカリンナトリウムを併用する場合にはそれぞれの残存量の和がサッカリンナトリウムとしての基準値以上であってはならない	特別用途表示の許可又は承認を受けた場合は，この限りではない
	粉末清涼飲料	1.5g/kg未満（〃）		

物質名	対象食品	使用量	使用制限	備考 (他の主な用途名)
	かす漬, みそ漬, しょう油漬の漬物, 魚介加工品 (魚肉ねり製品, つくだ煮, 漬物, 缶詰又は瓶詰食品を除く)	1.2g/kg未満 (〃)		
	海藻加工品, しょう油, つくだ煮, 煮豆	0.50g/kg未満 (〃)		
	魚肉ねり製品, シロップ, 酢, 清涼飲料水, ソース, 乳飲料, 乳酸菌飲料, 氷菓	0.30g/kg未満 (5倍以上に希釈して用いる清涼飲料水及び乳酸菌飲料の原料に供する乳酸菌飲料又ははっ酵乳にあっては1.5g/kg未満, 3倍以上に希釈して用いる酢にあっては0.90g/kg未満) (〃)		アイスクリーム類, 菓子, 氷菓は原料である液状ミックス及びミックスパウダーを含む
	アイスクリーム類, あん類, ジャム, 漬物 (かす漬, こうじ漬, しょう油漬, 酢漬, たくあん漬, みそ漬を除く), はっ酵乳 (乳酸菌飲料の原料に供するはっ酵乳を除く), フラワーペースト類, みそ	0.20g/kg未満 (〃)		
	菓子	0.10g/kg未満 (〃)		
	上記食品以外の食品及び魚介加工品の缶詰又は瓶詰	0.20g/kg未満 (〃)		
スクラロース	砂糖代替食品 (コーヒー, 紅茶等に直接加え, 砂糖に代替する食品として用いられるもの)	12g/kg以下		特別用途表示の許可又は承認を受けた場合は, この限りではない
	菓子, 生菓子	1.8g/kg以下		
	チューインガム	2.6g/kg以下		
	ジャム	1.0g/kg以下		
	清酒, 合成清酒, 果実酒, 雑酒, 清涼飲料水, 乳飲料, 乳酸菌飲料 (希釈して飲用に供する飲料水にあっては, 希釈後の飲料水)	0.40g/kg以下		
	その他の食品	0.58g/kg以下		

(令和4年1月現在)

3 アスパルテームおよびステビオサイドの性状

アスパルテームとはα-L-アスパルチル-L-フェニルアラニンメチルエステルのことで, 無色の針状結晶, 融点は246～247℃であり, その甘味度は砂糖の約200倍といわれている.

ステビオサイドは南パラグアイ原産のキク科植物 *Stevia rebaudiana* Bertoni葉中の甘味成分で8種類が知られているが, その主体をなすものはステビオサイドおよびレバウディオサイドである. ステビオサイドは白色吸湿性の結晶で融点は198℃, 水に難溶, その甘味度は砂糖の約300倍である.

4 測定方法

薄層クロマトグラフィーにより確認する.

1) アスパルテーム

ⓐ 試薬

・アスパルテーム標準溶液：アスパルテーム100mgをあらかじめ0.04％塩酸を用いてpH4.0に調整した精製水に溶かし全量を100mLとする.

・ナフトールエロー標準色素溶液：0.2％ナフトールエローS水溶液

- 展開溶媒：メチルエチルケトン・ピリジン・酢酸・水（容量比16：1：2：3）
- 発色試薬：0.03％フルオレスカミンアセトン溶液
- 薄層クロマトグラフィー用セルロースプレート
- 透析用チューブ：市販の透析用セロハンチューブ（直径 28.6mm）

ⓑ 試験溶液の調製

・液体試料の場合

　よく混ぜたのち精製水で10倍に希釈し，ろ紙でろ過したろ液を試験溶液とする．

・固体試料の場合

① 試料をビーカーに採り適量の精製水を加えそれぞれ0.2％塩酸，あるいは0.05％炭酸ナトリウム溶液でpH4.0に調整し調整液とする．
　＊バターピーナッツ，チョコレートピーナッツなど脂質を多量に含有する食品はあらかじめn-ヘキサンで脱脂後，同様に処理する．

② 調製液を，一端を太もめん糸で縛った透析用セロハンチューブにつめ，もう一端も同様にもめん糸で結ぶ．

③ ②を0.04％塩酸でpH4.0に調整した精製水100mLの入った200mLのメスシリンダーにつるし，さらにpH4.0の精製水で200mLとし透析する．

④ 24時間後，透析外液を試験溶液とする．

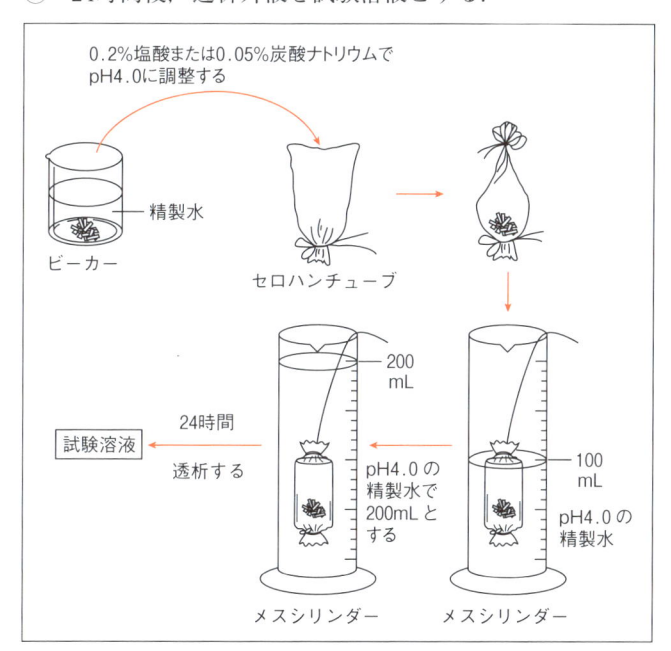

図1-1 試料調製手順

ⓒ セルロースプレートによる定性

① セルロースプレートの下端より2cmの位置に試験溶液，アスパルテーム標準溶液およびナフトールエロー標準色素溶液のそれぞれ5μLを2cm間隔でスポットする．

② 展開溶媒を用いて，約15cm展開する．

③ プレートを風乾し，発色試薬を噴霧する．

④ 波長365nm付近の紫外線を照射し，ケイ光のスポットを標準アスパルテームのそれと比較し確認する．

2）ステビオサイド

ⓐ 試薬

- ステビオサイド標準溶液：ステビオサイド10mgを80％エタノールに溶かし全量を10mLとする
- 展開溶媒：クロロホルム・メタノール・10％酢酸（容量比15：10：2）
- 発色試薬：アニスアルデヒド0.5mLを9mLのエタノールに溶かし，0.5mLの硫酸および0.1mLの酢酸を加える．
- 薄層クロマトグラフィー用シリカゲルプレート

ⓑ 試料溶液の調製

① 試料約1gに50v/v％メタノール20mLを加え水浴上で溶かす．
② 冷後ミリポアフィルターでろ過し，このろ液を試験溶液とする．

ⓒ シリカゲルプレートによる定性

① ステビオサイド標準溶液および試験溶液それぞれ1μLをシリカゲルプレートの下端から2cmの位置に2cm間隔にスポットする．
② 展開溶媒を用いて約15cm展開する．
③ プレートを風乾後，発色試薬を噴霧する．
④ プレートを乾燥器で120℃，20分加熱後，試験溶液の呈色と標準ステビオサイドの呈色を比較し確認する．

5 実験上の注意

実験に用いる試料としては市販されている清涼飲料，ジュース，コーラ類などがよい．

アスパルテーム，ステビオサイドの標準品は国内の試薬メーカーで市販されている．またアスパルテームは一般用甘味料として市販されているが，その含量は粉末のもので1.7％，錠剤のものは25％でそれらより分離使用してもよい．ステビオサイドについては一般用として市販はされていない．発色に利用する紫外線は長時間肉眼でみないこと，発色試薬の噴霧はドラフト内で行う．

+1 プラスワン

アスパルテームやステビオサイドとも清涼飲料，ジュース，コーラなどの飲料に利用されることが多い．アスパルテームの分析方法にはアミノ酸アナライザーを用いる方法，液体クロマトグラフィー，ガスクロマトグラフィーなどが知られている．また，ステビオサイドの分析方法としては**液体クロマトグラフィーが知られている**．

これらの方法を利用して市販品における使用状況や経日変化，さらには調理過程における消長，pH，熱に対する安定性などについて検討してもよい．

1-2 着色料 (Food Color)

食品を着色する場合，合成着色料が使用されるようになったのは明治以降で，それ以前はクチナシ，ベニバナなど多くの植物が使用されていた．しかし，これらは天然物であるため，資源や経済的，さらに性能の点から次第に合成着色料が使用されるようになった．

1 測定意義

現在，食品の着色に使用してよい食品添加物としての着色料には，使用基準のあるもの，既存添加物着色料およびアカキャベツ色素などの一般飲食物添加物がある．

本実験ではこれら着色料のうち，食用赤色2号などの合成タール色素について食品の表示どおり使用されているかどうかを確認する．

2 着色料使用基準

物質名	対象食品	使用量	使用制限	備考（他の主な用途名）
β-アポ-8'-カロテナール β-カロテン			こんぶ類，食肉，鮮魚介類（鯨肉を含む），茶，のり類，豆類，野菜，わかめ類に使用しないこと	(栄養強化剤)
カンタキサンチン	魚肉ねり製品（かまぼこに限る）	0.035g/kg		
三二酸化鉄	バナナ（果柄の部分に限る），コンニャク			
食用赤色2号 食用赤色2号アルミニウムレーキ 食用赤色3号 食用赤色3号アルミニウムレーキ 食用赤色40号 食用赤色40号アルミニウムレーキ 食用赤色102号 食用赤色104号 食用赤色105号 食用赤色106号 食用黄色4号 食用黄色4号アルミニウムレーキ 食用黄色5号 食用黄色5号アルミニウムレーキ 食用緑色3号 食用緑色3号アルミニウムレーキ 食用青色1号 食用青色1号アルミニウムレーキ 食用青色2号 食用青色2号アルミニウムレーキ 二酸化チタン			カステラ，きなこ，魚肉漬物，鯨肉漬物，こんぶ類，しょう油，食肉，食肉漬物，スポンジケーキ，鮮魚介類（鯨肉を含む），茶，のり類，マーマレード，豆類，みそ，めん類（ワンタンを含む），野菜及びわかめ類には使用しないこと 着色の目的以外に使用しないこと	
水溶性アナトー 　ノルビキシンカリウム 　ノルビキシンナトリウム 鉄クロロフィリンナトリウム			こんぶ類，食肉，鮮魚介類（鯨肉を含む），茶，のり類，豆類，野菜，わかめ類に使用しないこと	

物質名	対象食品	使用量	使用制限	備考（他の主な用途名）
銅クロロフィリンナトリウム	こんぶ	0.15g/kg以下（無水物中：Cuとして）	チョコレートへの使用はチョコレート生地への着色をいうもので，着色したシロップによりチョコレート生地をコーティングすることも含む	生菓子は昭和34年6月23日衛発第580号公衆衛生局長通知にいう生菓子のうち，アンパン，クリームパン等の菓子パンを除く
	果実類，野菜類の貯蔵品	0.10g/kg以下（Cuとして）		
	シロップ	0.064g/kg以下（〃）		
	チューインガム	0.050g/kg以下（〃）		
	魚肉ねり製品（魚肉すり身を除く）	0.040g/kg以下（〃）		
	あめ類	0.020g/kg以下（〃）		
	チョコレート，生菓子（菓子パンを除く）	0.0064g/kg以下（〃）		
	みつ豆缶詰又はみつ豆合成樹脂製容器包装詰中の寒天	0.0004g/kg以下（〃）		
銅クロロフィル	こんぶ	0.15g/kg以下（無水物中：Cuとして）	チョコレートへの使用はチョコレート生地への着色をいうもので，着色したシロップによりチョコレート生地をコーティングすることも含む	
	果実類，野菜類の貯蔵品	0.10g/kg以下（Cuとして）		
	チューインガム	0.050g/kg以下（〃）		
	魚肉ねり製品（魚肉すり身を除く）	0.030g/kg以下（〃）		
	生菓子（菓子パンを除く）	0.0064g/kg以下（〃）		
	チョコレート	0.0010g/kg以下（〃）		
	みつ豆の缶詰又はみつ豆合成樹脂製容器包装詰中の寒天	0.0004g/kg以下（〃）		
既存添加物名簿収載の着色料[*1]及び一般に食品として飲食に供されている物であって添加物として使用されている着色料			こんぶ類，食肉，鮮魚介類（鯨肉を含む），茶，のり類，豆類，野菜，わかめ類に使用しないこと．ただし，金をのり類に使用する場合はこの限りではない	

品名[*1]

アナトー色素	クロロフィリン	ファフィア色素
アルミニウム	クロロフィル	ブドウ果皮色素
ウコン色素	酵素処理ルチン（抽出物）（栄，酸防）	ペカンナッツ色素
オレンジ色素	コウリャン色素	ベニコウジ黄色素
カカオ色素	コチニール色素	ベニコウジ色素
カキ色素	シタン色素	ベニバナ赤色素
カラメルI（製）	植物炭末色素	ベニバナ黄色素
カラメルII（製）	スピルリナ色素	ヘマトコッカス藻色素
カラメルIII（製）	タマネギ色素	マリーゴールド色素
カラメルIV（製）	タマリンド色素	ムラサキイモ色素
カロブ色素（製）	デュナリエラカロテン（栄）	ムラサキトウモロコシ色素
金（製）	トウガラシ色素	ムラサキヤマイモ色素
銀	トマト色素	ラック色素
クチナシ青色素	ニンジンカロテン（栄）	ルチン（抽出物）（酸防）
クチナシ赤色素	パーム油カロテン（栄）	ログウッド色素
クチナシ黄色素	ビートレッド	

[*1] 栄は栄養強化剤，製は製造用剤，酸防は酸化防止剤を示す． （令和4年1月現在）

3 着色料の性状

本実験で対象となっている着色料の性状は次のとおりである．なお，これらはアルミニウムレーキを除いてすべて水溶性色素である．

- 食用赤色2号（アマランス，Amaranth）：
  水に溶けて帯紫赤色を呈するアゾ色素である．菓子，清涼飲料，洋酒などの食品に単独，あるいは調色（2種類以上混合して使用すること）して使用される．

- 食用赤色3号（エリスロシン，Erythrosine）：
  水に溶けて帯青赤色を呈するキサンテン系色素である．菓子，かまぼこ，桜桃などの食品に単独，または調色して使用される．酸に不安定で不溶性となり析出する．

- 食品赤色40号（アルラレッド，Allura Red AC）：
  水に溶けて赤色を呈するアゾ色素である．

- 食品赤色102号（ニューコクシン，New Coccine）：
  水に溶けて赤色を呈するアゾ色素である．べにしょうが，たらこ，ジャム，ソーセージ，アメ，和菓子などに単独，または調色して使用される．赤色色素中最も広く使用されている．

- 食用赤色104号（フロキシン，Phloxine）：
  水に溶け赤色を呈し，緑黄色のケイ光を発するキサンテン系色素である．かまぼこ，ソーセージ，デンブ，菓子に単独，または調色して使用される．

- 食用赤色105号（ローズベンガル，Rose Bengale）：
  水に溶けて青赤色を呈するキサンテン系色素．食用赤色104号と同様に使用される．食肉の検印用の紫色インクは本品と食用青色1号を調色したものである．

- 食用赤色106号（アシッドレッド，Acid Red）：
  水に溶けて青赤色を呈し，淡黄色やケイ光を発するキサンテン系色素である．農水産加工品，菓子類などに使用される．通常ほかの食用色素と混合して用いられる．

- 食用黄色4号（タートラジン，Tartrazine）：
  水に溶けて黄色を呈するアゾ色素である．漬物，つくだ煮，菓子類，飲料などに単独，または調色して使用される．食用色素中最も広く，最も多く使用される．

- 食用黄色5号（サンセットエローFCF，Sunset Yellow FCF）：
  水に溶けてオレンジ色を呈するアゾ色素である．農産加工品，菓子類，飲料などに単独，または調色して使用される．

- 食用緑色3号（ファーストグリーンFCF，Fast Green FCF）：
  水に溶けて青緑色を呈するトリフェニルメタン系色素である．菓子，飲料などの着色に用いられることもあるが，現在ではほとんど使用されていない．

- 食用青色1号（ブリリアントブルー FCF，Brilliant Blue FCF）：
  水に溶けて青色を呈するトリフェニルメタン系色素である．菓子，飲料，洋酒などに使用される．

- 食用青色2号（インジゴカルミン，Indigo Carmine）：
  水に溶けて紫青色を呈するインジゴイド色素である．菓子，飲料などに使用される．日光，熱に弱い．

4 測定方法

　食品を精製水に溶かし酢酸で酸性としたのち，脱脂毛糸を加え水浴上で加温して染色，アンモニアでアルカリ性として着色料を溶出，ろ紙クロマトグラフィーによって分離同定を行う．

1）試薬

- **6%酢酸**：酢酸6mLに水を加えて100mLとする．
- **1%アンモニア水**：アンモニア水4mLに水を加えて100mLとする．
- **脱脂毛糸**：市販純毛毛糸をソクスレー抽出器を用い石油エーテルで脱脂後，毛糸を風乾し，溶媒を完全に除去する．あるいは毛糸100gをアンモニア水1～4mLを適当な水にうすめた液に浸し，45℃で30～60分間時々かき混ぜながら放置しケイ光染料を除いたのち水分を切り，うすめたアンモニア（約0.3%アンモニア溶液）の中に暫時浸したのち，温湯，ついで冷水で十分にアルカリ性を呈しなくなるまで洗い風乾してもよい．なお石油エーテルを使用する場合は火気に注意することが必要である．
- **展開溶媒**：アセトン・イソアミルアルコール・精製水（容量比6：5：5）の混合液．この液は2層に分離したものは使用できない．特に夏期のように気温が高い場合は繰り返し使用するとアセトンのように沸点の低い溶媒は蒸発，その混合比が変化し2層に分離することがある．
- **基準色素**：食用赤色102号およびナフトールエローSそれぞれ0.1gを精製水100mLに溶かし，それを混合する．

2）ろ紙

　図1-2に示すものを自製する（ろ紙クロマトグラフィー用のろ紙に図のように10mmの間隔をおいて2ヶ所に幅2mmの切りこみを作る）か，市販されるものを使用してもよい．

3）展開容器

　適当な大きさの密封できるガラス製容器（図1-3）．角型の場合は高さ26cm程度，一辺14.5cm程度（内径）の蓋のできるガラス容器にガラス棒でできた枠を用意すれば一度に10枚程度のろ紙が展開できる．

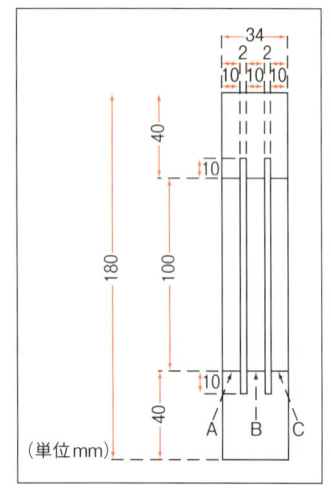

図1-2 展開用ろ紙

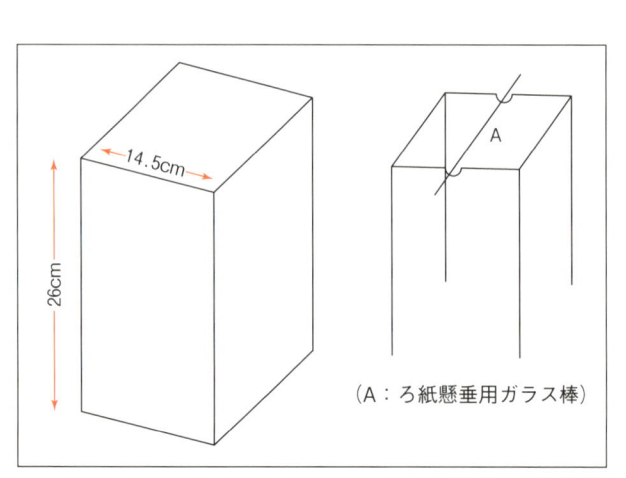

図1-3 ガラス製展開容器とガラス棒

（A：ろ紙懸垂用ガラス棒）

4) 操作

ⓐ 試料の調製

- 清涼飲料, アルコール飲料などの試料

  適量を100mLビーカーにとり水浴上で加温し, 炭酸飲料の場合は発泡しなくなるまで, アルコール飲料の場合はアルコール臭がなくなるまで加温したのち, 精製水で希釈し試験溶液とする.

- チョコレートなど脂質の多い試料

  試料20〜200gをとり石油エーテルなどの溶媒で脱脂したのち溶媒を除去し精製水に溶かし, 必要があればろ過してろ液を試験溶液とする.

- ドロップのような試料

  100mLのビーカーを用い, ドロップが浸る程度の水を加え水浴上で加温して溶かす. 着色が表面だけのような菓子類では, その表面の着色料だけを溶解して試料とする.

- 漬物のような試料

  漬物液をそのまま, あるいは漬物に精製水を加え試料とする.

ⓑ 染色

① 試験溶液の適量を100mLのビーカーにとり6％酢酸約5mLを加えて酸性とする.

② ①に脱脂毛糸約0.1gを精製水でうるおし加え, 水浴上で毛糸が染色するまで加温する.

③ 毛糸を取り出し精製水で十分に水洗いする.

④ 染色毛糸を100mLビーカーに入れ1％アンモニア水約5mLを加え, 短時間水浴上で加温し色素を溶出させる.

⑤ 色素がアンモニア水に溶出したら直ちに毛糸をとり除き, 液を濃縮し色素溶液とする. その際, 毛糸から全ての色が溶出することはないので, 液が色づいたら毛糸を取り除く.

ⓒ ろ紙クロマトグラフィー

① 図1-4を参考に, ろ紙の短辺から40mmおよび140mmのところに鉛筆で線を引く. この時ボールペンで線を引くとインクの染料の妨害がある.

② 色素溶液をキャピラール（毛細管）に吸上げる.

③ ①の線上にAとCにはほぼ同量の試験溶液を, BとCには基準色素溶液をそれぞれスポットする. この時スポットの直径は約5mm程度の円となるようにつけ風乾する.

 ＊なお試料に使用されている着色料が2種以上混合しているような場合はろ紙クロマトグラフィーを実施後, 混合着色料がそれぞれに分離し元の試料の色が判らなくなる場合もあるので, 展開前にAの上部に試験溶液をスポットしておくとよい.

④ ③のろ紙をあらかじめ展開溶媒を入れ溶媒蒸気で飽和させておいた展開容器内に, ろ紙が器壁に接触しないように注意し, ろ紙の下端を展開溶媒に浸すように垂直につるし, 密栓して放置する.

⑤ 展開溶媒が試験溶液および基準色素をつけた位置から，約10cmの高さまで上昇したらろ紙をとりだして風乾する．
⑥ 基準色素と試料の移動したスポットの位置と色から図1-5の色素分離図により試料中に含まれる色素を推定する．

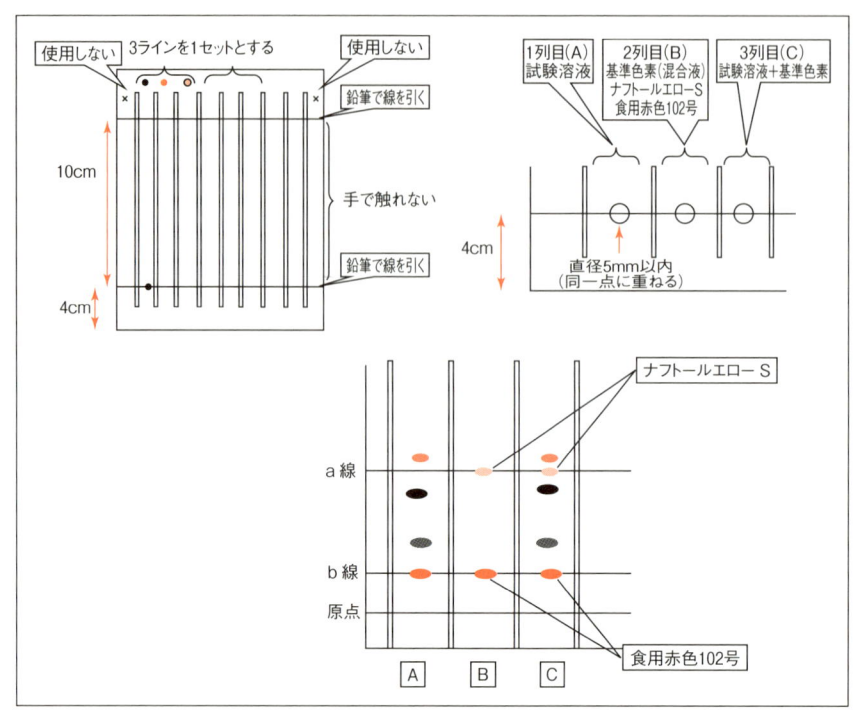

図1-4 染色毛糸より溶出した色素をクロマトろ紙にスポットする手順

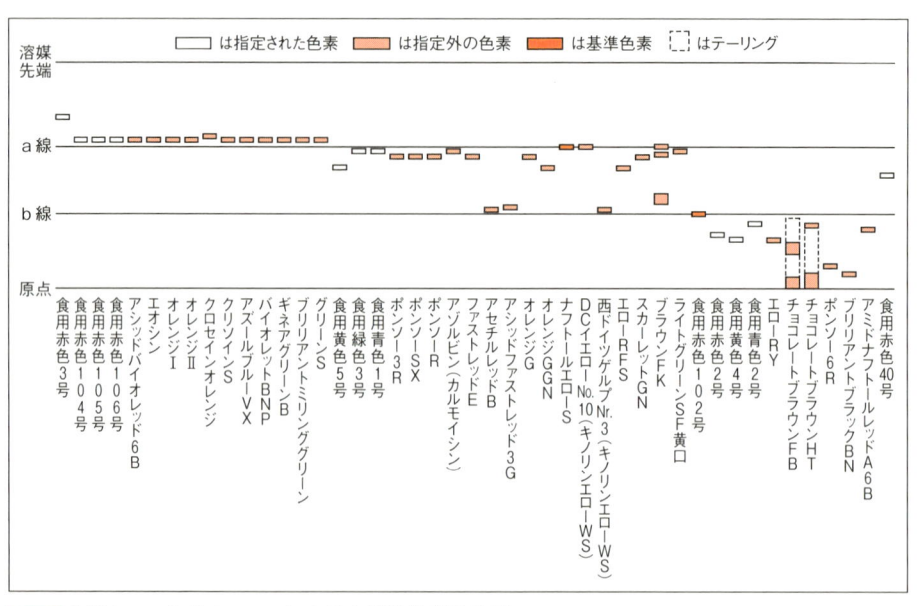

図1-5 ろ紙クロマトグラフィーによる水溶性色素分離図
展開溶媒（アセトン・イソアミルアルコール・精製水，容量比6：5：5）

5 実験上の注意

　着色料の分離確認法として種々の方法が知られている．上記記載した方法はろ紙クロマトグラフィーによる簡易試験法であり，使用された着色料の推定法としては十分であるが，確認するためにはさらに展開距離の長い2cm×40cmのろ紙を用い，同一ろ紙上で推定した着色料と展開し比較する必要がある．

　また，展開溶媒も1種類だけでなく2種類の組成の違うもので比較することが望ましい．さらに展開して得たスポットを切りとり水で溶出し分光光度計によってその着色料の吸収スペクトルを測定し，標準品のそれと比較すればより確実である．

　本法で用いたアセトン・イソアミルアルコール・精製水（容量比6：5：5）の展開溶媒でもその時の温度にもよるが，約10cm上昇するのに2時間程度は必要である．

　2cm×40cmのろ紙の展開に利用される溶媒としては次の組成ものが知られている．

　　n-ブタノール・無水エタノール・3％酢酸（6：2：3）の混液

　　n-ブタノール・無水エタノール・1％アンモニア溶液（6：2：3）の混液

　　n-ブタノール・ピリジン・1％アンモニア溶液（6：3：4）の混液

　学生実験用の試料としては，タール色素使用の表示のある市販加工食品を購入し試験してみるとよい．ただし，食品に染着すると水で溶出しにくいタンパク性食品などもあるので，比較的溶出しやすいドロップ，しょうがの漬物，ジュースなどを選ぶ．

+1 プラスワン

　食品中のタール色素の分析法には，ろ紙，薄層あるいは液体クロマトグラフィーなどが知られている．この中で液体クロマトグラフィー以外は簡易に多数の試料を分析できることから現場の試験に用いられている．従来食品から色素を分離するためには脱脂毛糸が使用されていたが，ポリアミドミニカラムを利用してもよい．

　これらの諸方法によって市販食品中のタール色素の使用実態を過去のデーター，さらには諸外国の使用例，使用量，調色例と比較してもよい．

1-3 発色剤（Color Fixative），亜硝酸（Nitrite）

　亜硝酸から生じた酸化窒素は肉の赤色色素ミオグロビンに結合し，肉の色を安定させる効果がある．また亜硝酸はボツリヌス菌の増殖抑制効果，塩漬フレーバーの生成，脂質酸化の抑制など様々な働きを有していることから古くから食肉製品に使用されている．なお硝酸塩の場合は，食肉中の微生物によって還元され亜硝酸となることを期待して使用される．

1 測定意義

　亜硝酸はニトロソアミンの生成の問題をめぐって使用に対して種々の批判があった．発色剤の硝酸カリウム，硝酸ナトリウムおよび亜硝酸ナトリウムについては使用基準が定められている．
　測定意義は亜硝酸塩が適正に使用されているかどうかを知る．

2 発色剤の使用基準

物質名	対象食品	使用量	備考（他の主な用途名）
亜硝酸ナトリウム	食肉製品，鯨肉ベーコン	0.070g/kg以下（亜硝酸根としての残存量）	
	魚肉ソーセージ，魚肉ハム	0.050g/kg以下（〃）	
	いくら，すじこ，たらこ	0.0050g/kg以下（〃）	たらことはスケトウダラの卵巣を塩蔵したものをいう
硝酸カリウム 硝酸ナトリウム	食肉製品，鯨肉ベーコン	0.070g/kg未満（〃）（亜硝酸根としての残存量）	（発酵調整剤）

（令和4年1月現在）

3 亜硝酸ナトリウムの性状

　亜硝酸ナトリウムは白～淡黄色の結晶性粉末，または粒状または棒状の塊である．外観や味は食塩に似ている．潮解性で水に溶けやすく，酸を加えると黄かっ色の二酸化窒素ガスを発生する．

4 測定方法

　試料中に含まれる亜硝酸塩を温水で抽出ののち除タンパクを行う．このろ液にスルファニルアミド溶液を加え，これを亜硝酸でジアゾ化し，ついでナフチルエチレンジアミン溶液を加えカップリングさせることにより赤色アゾ色素が生成する．この色調の吸光度を測定し定量する．

1）試薬

- 0.5mol/L水酸化ナトリウム溶液：水酸化ナトリウム2.0gを精製水に溶解して100mLとする．
- 酢酸亜鉛溶液：酢酸亜鉛二水和物9gを精製水に溶解して100mLとする．
- スルファニルアミド溶液：スルファニルアミド0.5gを約20％塩酸100mLに加温して溶かす．
- ナフチルエチレンジアミン溶液：N-1-ナフチルエチレンジアミン二塩酸塩0.12gを精製水100mLに溶かす（冷暗所に保存）
- 亜硝酸イオン標準原液：亜硝酸ナトリウムを硫酸デジケーター中で24時間乾燥した，その0.493gを正確にはかり，滅菌水に溶かして1,000mLとし標準原液とする．
- 亜硝酸イオン標準溶液：標準原液10.0mLに水を加えて100.0mLとし，さらにその液2.0mLに精製水を加えて100.0mLとし標準溶液とする（用時調製）．

亜硝酸イオン標準溶液 1mL ＝ 0.2 μg N（亜硝酸根中の窒素）

2）試験溶液の調製

① 試料5.0～10.0gを採取し，約80℃の温湯60mLおよび0.5mol/L水酸化ナトリウム溶液12mLを加え，乳鉢を用いすりつぶす．

② ①の液を200mLのメスフラスコに移し，乳鉢は数回少量の温湯で洗って，メスフラスコに加え全量を約100mLとする．

③ ②の液にさらに0.5mol/L水酸化ナトリウム溶液20mLを加え混釈，さらに酢酸亜鉛溶液20mLを加えよく混釈する．

④ 80℃の水浴中で20分間加温する．その際時々混釈する．

⑤ 加熱終了後冷水で冷却し，精製水で200mLとする．

⑥ よく混和し，乾燥ろ紙を用いてろ過，最初のろ液20mLを捨て，その後に得られる透明なろ液を試験溶液とする．

⑦ 別に試料抽出液に使用した温湯60mLを用い，①（除試料）～⑥と同様に操作した液を空試験溶液とする．

〈注意〉この実験は操作上扱いやすいメスフラスコを用いているが，本来秤量容器であるメスフラスコを加温することをしてはならない．本実験で用いたメスフラスコは他の実験には用いない．

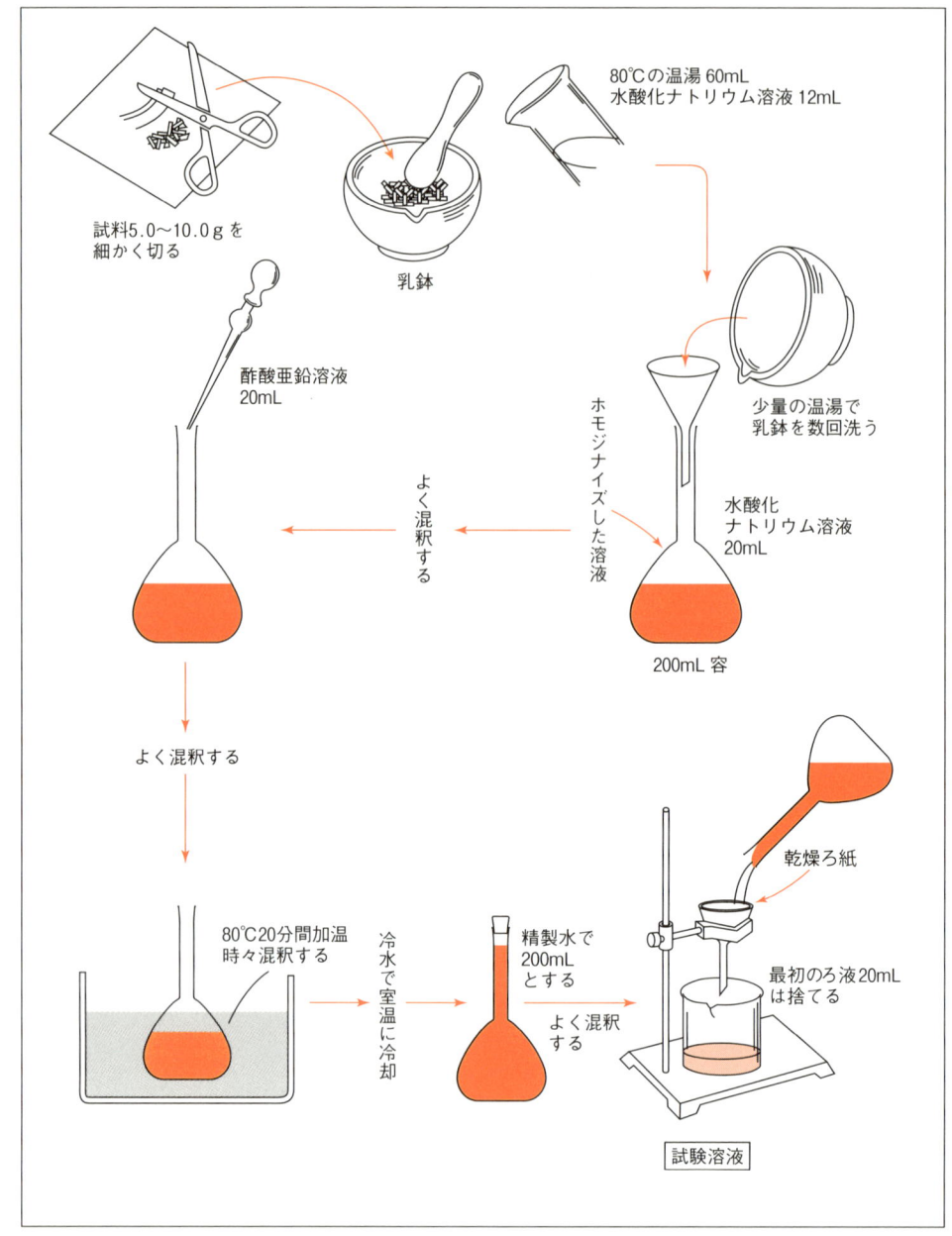

図1-6 試料調製手順

3）定量

① 試験溶液（a）および空試験溶液（b）20.0 mLを，それぞれ25 mLメスフラスコにホールピペットを用い正確にはかりとる．

② 各々にスルファニルアミド溶液1 mLを加え混和する．

③ 各々にナフチルエチレンジアミン溶液1 mLを加え精製水で25 mLとし，よく混和し20分間放置する．

④ 精製水を対照として，波長540 nmにおける吸光度Aaおよび Abを測定する．
　　＊その際，試験溶液が着色しているときは試験溶液20 mLを正確にとり，塩酸（1→2）1 mLを加え精製水で25 mLとしたものを精製水を対照として同波長で吸光度Acを測定する．

4）検量線の作成

① 亜硝酸イオン標準液2.0，5.0，10.0，15.0および20.0mLを25mLメスフラスコにとり，それぞれに精製水を加えて約20mLとする．
② 各々にスルファニルアミド溶液1mLを加え混和する．
③ 各々にナフチルエチレンジアミン溶液1mLを加え精製水で25mLとしてよく混和する．
④ 精製水20mLについて同様に操作したものを対照液として20分後に波長540nmでの吸光度を測定し，検量線を作成する．

5）計算

吸光度の差Aa−AbまたはAa−（Ab＋Ac）を求め，検量線から試験溶液20mL中の亜硝酸窒素量（μg）を求め，次式から試料中の亜硝酸イオン（亜硝酸根）の濃度を算出する．

$$亜硝酸イオン濃度（\mu g/g）= 3.28N \times \frac{200}{W} \times \frac{1}{20}$$

N ：検量線から読み取った試験溶液20mL中の亜硝酸窒素量（μg）
W ：試料採取料（g）
200：試験溶液調製量（mL）
 20：試験溶液の採取料（mL）

5 実験上の注意

試料に脂質含量の多い場合は透明な試験溶液を得ることが容易ではないので，除タンパク剤を多く用いるか，あるいは試料の採取量を少なくする必要がある．また亜硝酸濃度が高い場合は試験溶液および空試験溶液の採取量を少なくし精製水で希釈してから発色させるとよい．またこれとは逆に濃度が低い場合，作製した検量線で測定が無理な場合は，標準溶液を精製水で希釈して新たに検量線を作製しなければならない．なお，試料から亜硝酸を抽出する場合の加温には電気水浴を使用することが望ましい．

+1 プラスワン

食品中の亜硝酸の測定方法としてはジアゾ化反応を利用した比色法のほかにガスクロマトグラフィー，液体クロマトグラフィー，ポーラログラフィーなどの方法が知られている．
本法の呈色機構は016ページのとおりである．
現在，市販食肉製品中の亜硝酸含有量は，使用基準の約半量程度である．種々の食品中の含有量について調査するか，生鮮食品および加工食品の天然由来の硝酸，亜硝酸含有量を調査してもよい．また，食肉製品の熱処理により亜硝酸の減少を実験することも意義があろう．

1-4 漂白剤（Bleaching Agent），亜硫酸（Sulfur Dioxide）

　漂白剤は食品がアミノカルボニル反応，あるいは酵素的原因によってかっ色化した場合の脱色またはその防止，食品中の着色物質を漂白分解し，再び着色して仕上りの色をよくする場合などに使用される食品添加物である．その働きから還元剤，酸化剤の２種にわけられる．なお，国によって亜硫酸塩類は保存料として指定されているところもある．

1 測定意義

　漂白剤には使用基準により使用できる食品と使用量が定められている．また食品に使用した場合は表示の義務があり，その測定意義は使用基準の通り適正に使用されているかどうかを知る．

2 漂白剤使用基準

物質名	対象食品	使用量	使用制限	備考（他の主な用途名）
亜塩素酸ナトリウム	かずのこの加工品(干しかずのこ及び冷凍かずのこを除く)，生食用野菜類，卵類(卵殻の部分に限る)食肉及び食肉製品 かんきつ類果皮(菓子製造に用いるものに限る)，さくらんぼ，ふき，ぶどう，もも	0.50g/kg以下（浸漬液に対し；亜塩素酸ナトリウムとして）殺菌料の項参照	最終食品の完成前に分解又は除去すること	（殺菌料）
亜硫酸ナトリウム 次亜硫酸ナトリウム 二酸化硫黄 ピロ亜硫酸カリウム ピロ亜硫酸ナトリウム	かんぴょう	5.0g/kg未満（二酸化硫黄としての残存量）	ごま，豆類及び野菜に使用してはならない	（酸化防止剤，保存料）
	乾燥果実（干しぶどうを除く）	2.0g/kg未満（〃）		
	干しぶどう	1.5g/kg未満（〃）		
	コンニャク粉	0.90g/kg未満（〃）		
	乾燥じゃがいも	0.50g/kg未満（〃）		ディジョンマスタードとは，黒ガラシ，和ガラシ等の種だけ，または油分を除いていない黄ガラシの種を粉砕，ろ過して得られた調整マスタードをいう 果実酒は果実酒の製造に用いる酒精分1v/v％以上を含有する果実搾汁及びこれを濃縮したものを除く キャンデットチェリーとは除核したさくらんぼを砂糖漬にしたもの，またはこれに砂糖の結晶を付けたものもしくはこれをシロップ漬にしたものをいう 糖化用タピオカでんぷんとは，そのまま食用に用いることはせず，でんぷんの分解，水素添加などによって，水あめをつくるために用いられているでんぷんをいう 天然果汁は5倍以上に希釈して飲用に供するもの
	ゼラチン			
	ディジョンマスタード			
	果実酒，雑酒	0.35g/kg未満（〃）		
	キャンデットチェリー，糖蜜	0.30g/kg未満（〃）		
	糖化用タピオカでんぷん	0.25g/kg未満（〃）		
	水あめ	0.20g/kg未満（〃）		
	天然果汁	0.15g/kg未満（〃）		

物質名	対象食品	使用量	使用制限	備考（他の主な用途名）
	甘納豆，煮豆，えび（むき身），冷凍生かに（むき身）	0.10g/kg未満（〃）		
	その他の食品（キャンデッドチェリーの製造に用いるさくらんぼ及びビールの製造に用いるホップ並びに果実酒の製造に用いる果汁，酒精分1v/v%以上を含有する果実搾汁及びこれを濃縮したものを除く）	0.030g/kg未満（〃）ただし，添加物一般の使用基準の表の亜硫酸塩等の項に掲げる場合であって，かつ，同表の第3欄に掲げる食品（コンニャクを除く）1kg中に同表の第1欄に掲げる添加物が二酸化硫黄として，0.030g以上残存する場合は，その残存量未満		

（令和4年1月現在）

3 二酸化硫黄および亜硫酸塩類の性状

　二酸化硫黄は別名亜硫酸ガスと称される刺激臭のある気体で，イオウを燃焼することによって生ずる．かんぴょう，乾燥果実などに対して用いられている．

　亜硫酸ナトリウム，次亜硫酸ナトリウム，ピロ亜硫酸カリウム，ピロ亜硫酸ナトリウムは，無色〜白色の粉末または結晶，二酸化硫黄は気体である．二酸化硫黄および亜硫酸塩類には還元性があり，空気中で徐々に酸化されて硫酸塩に変化する．

4 亜硫酸塩類の測定方法

I．定性

　試料を酸性とすることにより発生した二酸化イオウがヨウ素酸カリウムを還元し，ここに生じたヨウ素とデンプンが反応して青〜紫色を呈するヨウ素酸カリウム・デンプン紙法と二酸化イオウが亜鉛末と塩酸で発生した水素によって還元され，生成した硫化水素を酢酸鉛紙と反応させ黒色を呈する亜鉛末還元法とがある．

ヨウ素酸カリウム・デンプン紙法

　1）試薬

　　・ヨウ素酸カリウム・デンプン紙：0.2％ヨウ素酸カリウム溶液とデンプン溶液の等容量混液に定量用ろ紙をひたし，暗所で風乾ののち密栓し光を遮り貯える．なおデンプン溶液はデンプン1gに冷精製水10mLを加えよくすりまぜ，この液を熱湯200mL中にたえずかき混ぜながら徐々に注ぎ込み，液が半透明となるまで煮沸したのち，冷後その上清液を用いる．この溶液は長時間の保存ができないので用時調製する必要がある．なおこの試験紙は市販されている．

　　・希リン酸：リン酸を精製水で2倍に希釈する．

2）操作

① 液体試料は0.5〜2 mL，固体試料は細切しよく混ぜ合わせたものを0.1〜2 gを100 mL三角フラスコにとり，精製水10 mLを加え振り混ぜ3〜5分放置する．

② 希リン酸5 mLを加え，直ちにヨウ素酸カリウム・デンプン紙を懸垂したコルクで栓をする（試験紙の下端は精製水でうるおし，溶液の面から約1 cm上方に位置するようにする）．

③ 室温で数分間放置して試験紙が青〜紫色を呈するかどうか観察する．

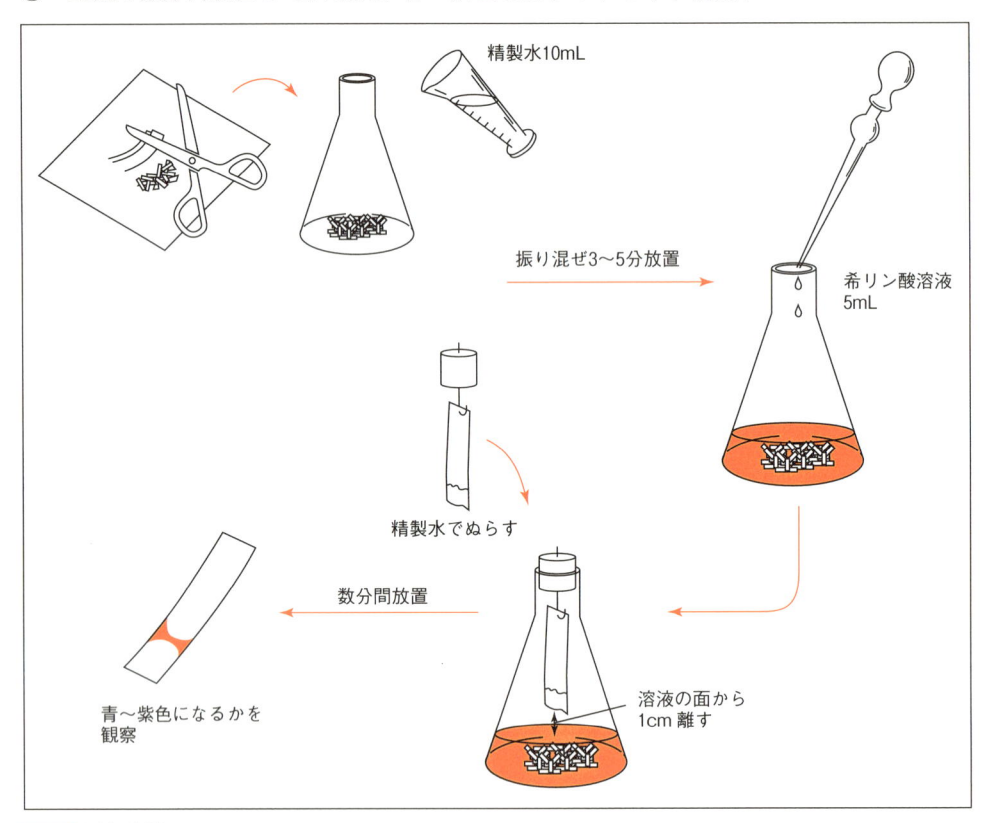

図I-7 測定手順

亜鉛末還元法

1) 試薬
    - 亜鉛末
    - 塩酸
    - 酢酸鉛紙：9.5％酢酸鉛溶液に定量用ろ紙をひたし100℃で乾燥したもの．この試験紙は市販されている．

2) 操作
    ① 液体試料は0.5〜2g，固体試料は細切しよく混ぜ合わせたものを0.1〜2gを100mL三角フラスコにとり，精製水約20mLを加える．
    ② 亜鉛約0.5gを加える．
    ③ 塩酸5mLを加え直ちに酢酸鉛紙を懸垂したコルクで栓をする
    ④ 試験紙が黒かっ色を呈するかどうかを観察する．

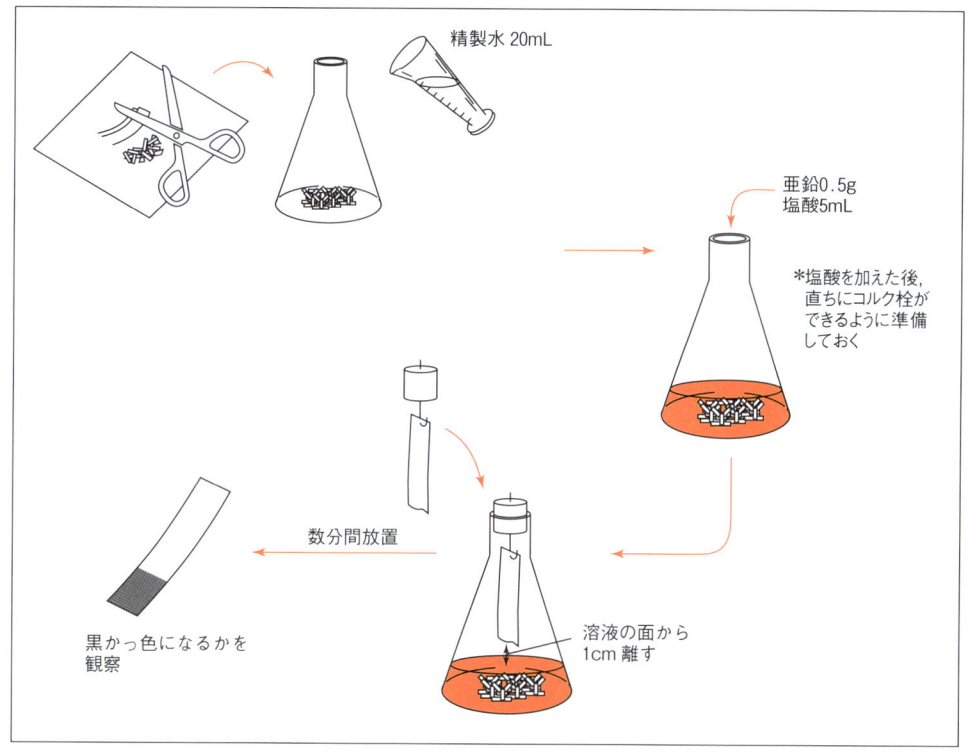

図1-8 測定手順

Ⅱ. 定 量

試料を酸性とすることにより，発生した二酸化イオウを蒸留し，酢酸鉛溶液に吸収させ，生じた亜硫酸鉛に塩酸を加えヨウ素滴定を行って測定する．

1) 試薬

- 25%リン酸：リン酸（85%）を精製水で希釈する．
- 2%酢酸鉛溶液
- 塩酸
- デンプン試液：定性法のヨウ素酸カリウム・デンプン紙に用いたものを使用する．
- 0.01mol/Lヨウ素液：市販のヨウ素溶液を正確に希釈する．

2) 蒸留装置

図1-9のようなガラス製スリ合わせ蒸留装置を用いる．

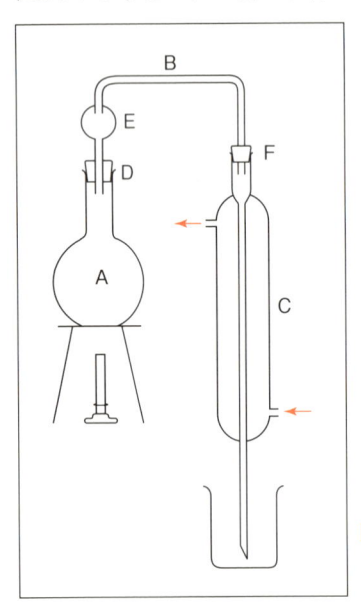

図1-9 A：内容 500mL丸底フラスコ，B：蒸留管，C：冷却器，全長40cm程度のもの，D：φ：24/20，E：直径：5cm程度，F：φ：15/25

3) 操作

① 試料の採取

　固体の場合は細切試料，液体の場合はそのまま，それぞれ適量（例：かんぴょう2g，アンズ5g，みそ20g，ワイン25mL）を蒸留フラスコAに入れる．

② 試料の入ったフラスコAに精製水100mLと25%リン酸25mLを加え，図1-9のように蒸留装置にセットする．その際，受器のビーカー（100mL）中にはあらかじめ2%酢酸鉛溶液25mLを入れておき，冷却器の末端は酢酸鉛溶液中に入れておく．

③ 留液が100mLに近づいたならば受器を冷却器の末端より離しバーナーを消し蒸留をやめる．

　＊冷却器の末端が酢酸鉛溶液中に入っている時にバーナーを消すと酢酸鉛溶液が逆流する．

④ 試験溶液全部を200～300mLの三角フラスコに移し，ビーカーは少量の精製水で洗い，洗液は試験溶液の入った三角フラスコに合わせる．

⑤ ④に塩酸5 mLとデンプン試液1 mLを加え試料液とする．
⑥ 試料液について0.01 mol/Lヨウ素溶液で青色を呈するまで滴定する（実際には滴定により生じた硫酸鉛の白濁により薄いグレーに見える）．

＊なお試料によっては加熱によって発泡するものもある．その場合は，あらかじめシリコン樹脂を少量加えて蒸留するとよい．

4）計算

$$A = b \times f \times 0.6407$$

　　A：試料中に存在するSO_2のmg
　　b：0.01 mol/L ヨウ素溶液の消費量
　　f：0.01 mol/L ヨウ素溶液のファクター
　0.6407：0.01 mol/L ヨウ素溶液1 mLに対応するSO_2のmg

＊使用基準が1 kgで規定されているのでAを試料1 kg当たりに換算し使用基準に適合するかどうかを判定する．

5 実験上の注意

実験に使用する試料としては比較的二酸化イオウ含量の多いかんぴょうを使用するとよい．

ヨウ素酸カリウム・デンプン紙法の反応式は次のとおりである．

$$2KIO_3 + 5SO_2 + 4H_2O \rightarrow I_2 + 2KHSO_4 + 3H_2SO_4$$

亜硫酸が多量に存在するとヨウ素がさらに還元されて下記の反応式のようにヨウ化水素酸となり呈色は退色する．

$$I_2 + SO_2 + 2H_2O \rightarrow 2HI + H_2SO_4$$

また亜鉛末還元法では試料中にイオウ化合物や硫化物，さらに食品の鮮度が低下して硫化水素が生じているようなものでもこの反応は呈色するので注意が必要である．反応式は下記とおりである．すなわち，試料中のイオウが塩酸と亜鉛によって還元され，これが酢酸鉛紙と反応して黒色の硫化鉛を生ずることによる．

$$S^{2-} + 2H^+ \rightarrow H_2S$$

$$H_2S + (CH_3COO)_2Pb \rightarrow PbS + 2CH_3COOH$$

定量は試料をリン酸酸性として加熱し，発生した二酸化イオウを安定な亜硫酸鉛のコロイド溶液（白濁）とし，酸性下でデンプンを指示薬としヨウ素滴定することにより，亜硫酸鉛はヨウ素によって酸化されて硫酸鉛となる．すべての亜硫酸鉛が硫酸鉛となった後に過剰のヨウ素とデンプンが反応して終末点の呈色を示すものである．

注意を要する点は，とくに固体試料や糖質が多い試料にあっては蒸留時に焦げついたり，試料によっては発泡するものもあるので，あまり火力を強くしないようにすべきである（蒸留速度は1分間に2 mL程度）．また液体試料の場合は蒸留に際し，沸石を入れるとよい．酢酸鉛溶液は保存時に炭酸ガスを吸収して白濁するので，あまり濁りの激しいものは新たに調製した方がよい．酢酸鉛を溶解する精製水は新たに煮沸し溶解している二酸化炭素ガスを追い出し，冷却したものを使用するとよい．

食品中の二酸化イオウは，ブドウ酒中ではその成分として存在するアルデヒド，ケトンなどのカル

ボニル化合物，グルコースなどの糖やピルビン酸のようなケト酸と反応して結合型二酸化イオウとして存在している場合が多い．すなわち，二酸化イオウを食品に使用して時間があまり経過していない場合は，二酸化イオウは上記の成分と結合しない遊離型として存在しているが時間の経過とともに次第に結合型に変化する．なお本法は食品中の総亜硫酸（遊離型＋結合型）を測定する方法である．

+1 プラスワン

亜硫酸は揮発性で酸化されやすいことから次第に含有量は減少する．また水に溶出しやすいことから水洗いや加熱調理によってかなり減少する．

かんぴょうに対する使用基準は5.0g/kg未満であるが，調理に際しては水洗いや食塩でもみ洗いしてから調味料とともに加熱調理する．このような状況で試料中の亜硫酸がどのように減少するか，また，かんぴょうが販売されている状態で光線や温度でどのように減少するかなど検討すべき事柄はいろいろ考えられる．

食品添加物の中でも亜硫酸は比較的使用量が多いので測定しやすい．かんぴょう以外の食品を利用して実験することもよい．

一方，亜硫酸は食品中にも天然にも存在している．その由来は食品成分の含有イオウ化合物によるものでネギ類，ダイコン，ニンニクなどは含有量が高いことが知られている．また輸入食品を対象として測定してもよい．

1-5 保存料（Preservative），ソルビン酸（Sorbic acid）

　ソルビン酸は食品の微生物による腐敗を防ぎ，保存性を高める目的で使用される．殺菌料が殺菌目的で使用される添加物であるのに対し，保存料は静菌目的で使用される．

1 測定意義

　ソルビン酸は保存料の中でも毒性が弱く，多くの国で使用されていること，対象食品としてチーズ，魚肉練り製品，食肉製品，あん類，ケチャップなど幅広い食品への添加が認められていることから，摂取量調査の結果，摂取量が高い添加物である．測定意義はソルビン酸の使用実態が，使用基準に適合して適性に使用されているかどうか知る．

2 保存料使用基準

物品名	対象食品	使用量	使用期限	備考（他の主な用途名）
亜硫酸水素アンモニウム水	製造用剤の項参照	製造用剤の項参照	製造用剤の項参照	（酸化防止剤，製造用剤）
亜硫酸ナトリウム 次亜硫酸ナトリウム 二酸化硫黄 ピロ亜硫酸カリウム ピロ亜硫酸ナトリウム	漂白剤の項参照	漂白剤の項参照	漂白剤の項参照	（酸化防止剤，漂白剤）
安息香酸 安息香酸ナトリウム	キャビア	2.5g/kg以下（安息香酸として）	マーガリンにあってはソルビン酸，ソルビン酸カリウム，ソルビン酸カルシウム又はこれらのいずれかを含む製剤を併用する場合は安息香酸としての使用量とソルビン酸としての使用量の合計量が1.0g/kgを超えないこと	キャビアとはチョウザメの卵を缶詰又は瓶詰にしたもので，生食を原則とし，加熱殺菌することができない
	マーガリン	1.0g/kg以下（〃）		
	清涼飲料水，シロップ，しょう油	0.6g/kg以下（〃）		
	菓子の製造に用いる果実ペースト及び果汁（濃縮果汁を含む）	1.0g/kg以下（〃）	菓子の製造に用いる果実ペースト及び果汁に対しての安息香酸ナトリウムに限る	果実ペーストとは，果実をすり潰し，又は裏ごししてペースト状にしたものをいう
ソルビン酸 ソルビン酸カリウム ソルビン酸カルシウム	チーズ	3.0g/kg以下（ソルビン酸として）	チーズにあってはプロピオン酸，プロピオン酸カルシウム又はプロピオン酸ナトリウムと併用する場合はソルビン酸としての使用量とプロピオン酸としての使用量の合計量が3.0g/kgを超えてないこと	キャンデットチェリーについては漂白剤の項参照
	うに，魚肉ねり製品（魚肉すり身を除く），鯨肉製品，食肉製品	2.0g/kg以下（〃）		たくあん漬とは，生大根，又は干大根を塩漬けにした後，これを調味料，香辛料，色素などを加えたぬか又はふすまで漬けたものをいう．ただし一丁漬たくあん及び早漬たくあんを除く
	いかくん製品 たこくん製品	1.5g/kg以下（〃）		
	あん類，かす漬，こうじ漬，塩漬，しょう油漬及びみそ漬の漬物，キャンデッドチェリー，魚介乾製品（いかくん製品及びたこくん製品を除く），ジャム，シロップ，たくあん漬（一丁漬及び早漬を除く），つくだ煮，煮豆，ニョッキ，フラワーペースト類，マーガリン，みそ	1.0g/kg以下（〃）	マーガリンにあっては，安息香酸又は安息香酸ナトリウムと併用する場合は，ソルビン酸としての使用量と安息香酸としての使用量の合計量が1.0g/kgを超えないこと みそ漬の漬物にあっては，原料のみそに含まれるソルビン酸及びその塩類の量を含めてソルビン酸量として1.0g/kg以下	ニョッキとは，ゆでたじゃがいもを主原料とし，これをすりつぶして団子状にした後，再度ゆでたものをいう フラワーペースト類とは小麦粉，でんぷん，ナッツ類もしくはその加工品，ココア，チョコレート，コーヒー，果肉，果汁，いも類，豆類，又は野菜類を主原料とし，これに砂糖，油脂，粉乳，卵，小麦粉等を加え，加熱殺菌してペースト状とし，パン又は菓子に充てん

物品名	対象食品	使用量	使用期限	備考（他の主な用途名）
	ケチャップ, 酢漬の漬物, スープ（ポタージュスープを除く）, たれ, つゆ, 干しすもも	0.50g/kg以下（〃）		又は塗布して食用に供するものをいう
	甘酒（3倍以上に希釈して飲用するものに限る）, はっ酸乳（乳酸菌飲料の原料に供するものに限る）	0.30g/kg以下（〃）		
	果実酒, 雑酒	0.20g/kg以下（〃）		果実酒とはぶどう酒, りんご酒, なし酒等果実を主原料として発酵させた酒類をいう
	乳酸菌飲料（殺菌したものを除く）	0.050g/kg以下（〃）（ただし, 乳酸菌飲料原料に供するときは0.30g/kg以下（〃））		
	菓子の製造に用いる果実ペースト及び果汁（濃縮果汁を含む）	1.0g/kg以下（〃）	菓子の製造用果汁, 濃縮果汁, 果実ペーストはソルビン酸カリウム, ソルビン酸ナトリウムに限る	
デヒドロ酢酸ナトリウム	チーズ, バター, マーガリン	0.50g/kg以下（デヒドロ酢酸として）		
ナイシン	食肉製品, チーズ（プロセスチーズを除く）, ホイップクリーム類	0.0125g/kg以下（ナイシンAを含む抗菌性ポリペプチドとして）	特別用途表示の許可又は承認を受けた場合は, この限りではない	ホイップクリーム類とは乳脂肪を主成分とする食品を主原料として泡立てたものをいう
	ソース類, ドレッシング, マヨネーズ	0.010g/kg以下（〃）		ソース類は果実ソース, チーズソース等の他, ケチャップも含む. フルーツソースは含まれない. 穀類及びでん粉を主原料とする洋生菓子とはライスプディングやタピオカプディングをいう
	プロセスチーズ, 洋菓子	0.00625g/kg以下（〃）		
	卵加工品, みそ	0.0050g/kg以下（〃）		
	穀類及びでん粉を主原料とする洋生菓子	0.0030g/kg以下（〃）		
パラオキシ安息香酸イソブチル	しょう油	0.25g/L以下（パラオキシ安息香酸として）		
パラオキシ安息香酸イソプロピル	果実ソース	0.20g/kg以下（〃）		
パラオキシ安息香酸エチル	酢	0.10g/L以下（〃）		
パラオキシ安息香酸ブチル	清涼飲料水, シロップ	0.10g/kg以下（〃）		
パラオキシ安息香酸プロピル	果実又は果菜（いずれも表皮の部分に限る）	0.012g/kg以下（〃）		
プロピオン酸	チーズ	3.0g/kg以下（プロピオン酸として）	チーズにあってはソルビン酸, ソルビン酸カリウム又はソルビン酸カルシウムを併用する場合は, プロピオン酸としての使用量とソルビン酸としての使用量の合計量が3.0g/kgを超えないこと	（香料）
プロピオン酸カルシウム プロピオン酸ナトリウム	パン, 洋菓子	2.5g/kg以下（〃）		

（令和4年1月現在）

3　ソルビン酸の性状

　ソルビン酸は，ナナカマドに天然に存在し，ほぼ無臭の無色針状結晶あるいは結晶性粉末．吸湿性があり水に溶けやすい．

4 測定方法

食品からソルビン酸をセロハンチューブを用いて透析により抽出し，分光光度計により測定する．

1）試薬ほか

- ソルビン酸標準原液：ソルビン酸50.0mgを0.1mol/L水酸化ナトリウム溶液4.5mLに溶解後，水を加えて100.0mLとする．
- ソルビン酸標準溶液：ソルビン酸標準原液を10.0mL採取し，水を加えて500.0mLとする．
  ソルビン酸標準溶液1.0mL ＝ $10.0\mu g$ ソルビン酸
- 透析補助液：水酸化ナトリウム0.8gを水に溶解し1,000mLとする．
- 緩衝液：2mol/L塩化カリウム溶液50.0mLおよび2mol/L塩酸10.0mLを混合し，水で200mLとする．
- 1％塩酸
- 透析用チューブ：市販の透析用セロハンチューブ（直径：28.6mm）

2）試験溶液の調製

① 試料を細切し，その1.0gを正確に秤りとり，一方を太もめん糸で縛った透析用セロハンチューブに入れる．
② 透析用補助液5mLを加え，よく混和する．
③ セロハンチューブのもう一方を空気をできるだけ残さないように注意しながら太もめん糸でもう一方の口を縛り閉じる．
④ 透析用補助液約70mLの入ったメスシリンダーに③を入れ全量を95mLとする．
⑤ ④を室温で15〜24時間透析する．その間，時々ゆり動かす．
⑥ 試料を取り出し，透析液を1％塩酸で中和し，精製水で100.0mLとし試験溶液とする．

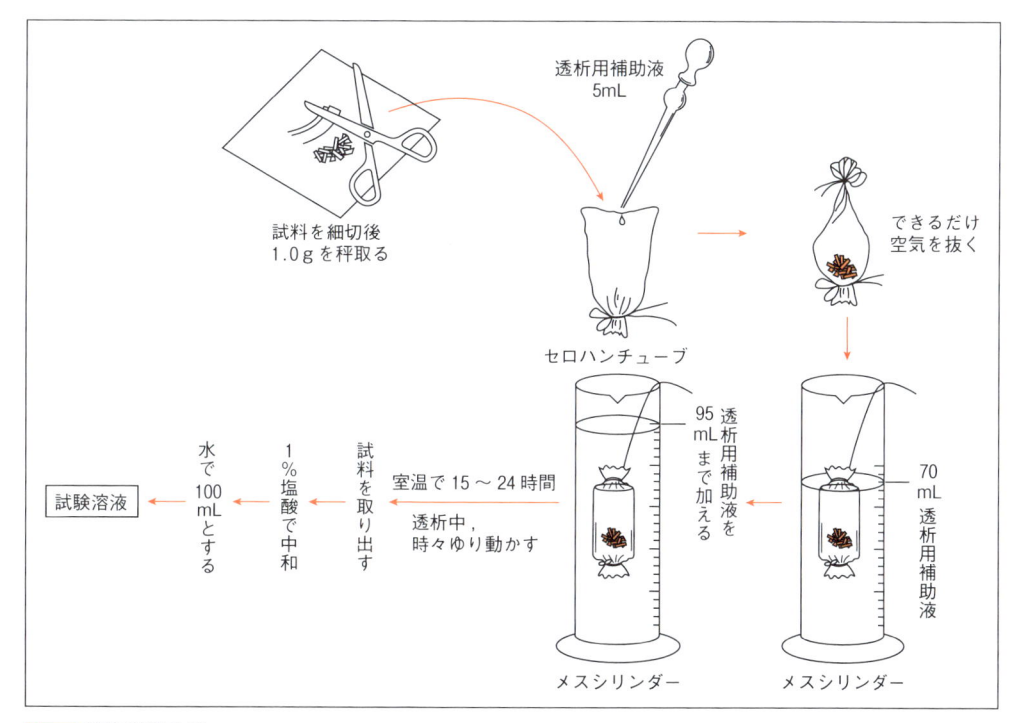

図1-10 試料調製手順

3）測定

① 試験溶液10.0mLを25mLのメスフラスコにとり，緩衝液2mLを加え混和し，精製水で正確に25mLとする．
② 精製水で同様に操作したものを対照として波長265nmにおける吸光度を測定する．

4）検量線の作成

① ソルビン酸標準液5.0，10.0，15.0，20.0mLを25mLのメスフラスコにとり，緩衝液2mLを加え，精製水で正確に25mLとする．
② 精製水で同様に操作したものを対照として波長265nmにおける吸光度を測定し，検量線を作成する．

5）計算

検量線を用い吸光度より試料液中のソルビン酸含有量（a μg/mL）を読み取り，次式より試料中のソルビン酸料を算出する．

$$ソルビン酸（g/kg）＝ a \times \frac{100}{10} \times \frac{1}{1,000,000} \times \frac{1000}{1.0}$$

5 実験上の注意

本法は，試料の調製が容易にできることが利点であるが，脂質の多く含まれる試料には向いていない．その場合液体クロマトグラフィーなどによるほかの方法等を利用して測定する．

なお，本法を使用するにあたり，セロハンを縛るもめん糸はメスシリンダーの外に垂らすことができる長さに切っておくと，透析後の取り出しに便利である．

+1 プラスワン

食品中のソルビン酸の測定には，液体クロマトグラフィーが利用される．液体クロマトグラフィーを行う場合は，水蒸気蒸留法により食品から抽出後に実施する．この方法により安息香酸，デヒドロ酢酸も同時に測定できる．

2. 動物用医薬品 (Veterinary Drugs)

2-1 抗生物質 (Antibiotics), オキシテトラサイクリン (Oxytetracycline)

　動物用医薬品には，抗生物質，ビタミン剤，ワクチン，駆虫剤など多くの種類がある．これらは，畜・水産業界において種々の疾病の治療のほか，疾病予防の目的で飼料に添加されるなどして使用される．大群で飼養される家畜や養殖魚にはストレスや環境の汚染などによって様々な疾患が発生し，生産性が低下することがあり，その防止のために抗生物質が使用されることがある．

　使用される抗生物質には，テトラサイクリン系のほか多くのものがある．

1 測定意義

　抗生物質が畜・水産食品に残留することは人体に対する毒性，耐性菌やアレルギーの発現などの点から好ましい問題ではないので残留基準が設けられている．測定の意義は残留基準の通り適正に使用されているかどうかを知る．

2 抗生物質の残留基準（数値はppm以下を示す）：一部抜粋

(抗生物質) オキシテトラサイクリン、クロルテトラサイクリン及びテトラサイクリン (総和をいう)	乳	筋肉				脂肪				肝臓				腎臓			
		牛	豚	その他の陸棲哺乳類に属する動物	鶏	その他の家きん	牛	豚	その他の陸棲哺乳類に属する動物	鶏	その他の家きん	牛	豚	その他の陸棲哺乳類に属する動物	鶏	その他の家きん	牛	豚	その他の陸棲哺乳類に属する動物	鶏	その他の家きん
	0.1	0.2	0.2	0.2	0.2	0.2	0.2	0.2	0.2	0.2	0.2	0.6	0.6	0.6	0.6	0.6	1	1	1	1	1

(抗生物質) オキシテトラサイクリン、クロルテトラサイクリン及びテトラサイクリン (総和をいう)	食用部分					食鳥卵		(抗生物質) オキシテトラサイクリン	魚介類						はちみつ
	牛	豚	その他の陸棲哺乳類に属する動物	鶏	その他の家きん	鶏卵	その他の家きんの卵		魚介類 (さけ目魚類に限る)	魚介類 (うなぎ目魚類に限る)	魚介類 (すずき目魚類に限る)	魚介類 (その他の目魚類に限る)	魚介類 (貝類に限る)	魚介類 (甲殻類に限る)	その他の魚介類	
	1	1	1	1	1	0.4	0.4		0.2	0.2	0.2	0.2	0.2	0.2	0.3	

暫定基準のみが設定されているものについてはこの表に含まず（厚生労働省HP参照） 　　　　　　　　　　　（令和4年1月現在）

3 オキシテトラサイクリンの性状

　オキシテトラサイクリンの2水塩は針状結晶，融点は181～182℃（分解），水，アルコールに溶ける．また塩酸塩は黄色板状結晶，水によく溶ける．化膿菌やクラミジアに対して優れた効果をもち，飼料に添加あるいは飲料水に溶かして投与，または注射によって使用される．

4 測定方法

1）試薬

- **標準溶液**：オキシテトラサイクリン：1 mg/mLとなるよう滅菌水に溶解する．使用時にリン酸緩衝液で希釈する．
- **リン酸緩衝液**：リン酸一カリウム13.6gを，滅菌水1Lに溶解し，水酸化カリウム溶液でpH4.5に調製する．
- **吸着カラム**：Sep-Pak Plus PS2（Waters社製）
  メタノール10mL，水10mLおよび飽和EDTA-2ナトリウム溶液5mLを順次流して調製する．
- **1 mol/Lイミダゾール緩衝液（pH7.2）**：イミダゾール68.08g，酢酸マグネシウム10.72g，EDTA-2ナトリウム0.37gを約800mLの精製水に溶解，酢酸でpH7.2とし全量を1Lとする．
- **0.01mol/L EDTA-2ナトリウム含有マッキルベイン緩衝液（pH4.0）**：0.1mol/Lクエン酸溶液，0.2mol/Lリン酸二ナトリウム溶液を混合し，pH4.0に調製する（約2：1の割合でpH4.0となる）

2）試験溶液の調製

ⓐ 豚，牛，鶏肉，エビ，牛乳の場合

① 試料10.0gを採取し，0.01mol/L EDTA-2ナトリウム含有マッキルベイン緩衝液（pH4.0）を100mL加えホモジナイズする．
② ヘキサン100mLを加え5分間振とう後，遠心分離（3,500rpm×10分）し，下層をろ過してろ液50mLを分取する．
③ ろ液全量を，Sep-Pak Plus PS2に負荷し，カラムを水30mLで洗浄後，メタノール10mLでオキシテトラサイクリンを溶出する．
④ 溶出液を減圧下40℃で濃縮乾固し，残留物をリン酸緩衝液1.0mLに溶解，ミクロフィルター（0.45μm）でろ過し試験溶液とする．
⑤ 試験溶液を用い液体クロマトグラフィーを行う．

ⓑ ラード，牛脂肪の場合

① 試料20.0gにヘキサン200mLを加えホモジナイズする．
② 0.01mol/L EDTA-2ナトリウム含有マッキルベイン緩衝液（pH4.0）40mLを加え，さらにホモジナイズする．
③ ②液を遠心分離し，下層をろ過する．
④ 残った上層に再度0.01mol/l EDTA-2ナトリウム含有マッキルベイン緩衝液（pH4.0）20mLを加え，同様に操作する．
⑤ ③，④のろ液を合わせSep-Pak Plus PS2に負荷，カラムを水30mLで洗浄後，メタノール10mLでオキシテトラサイクリンを溶出する．
⑥ 溶出液を減圧下40℃で乾固，残留物をリン酸緩衝液1mLに溶解，ミクロフィルターでろ過し試験溶液とする．

⑦　試験溶液を用い液体クロマトグラフィーを行う．

3）検量線の作成
　0.1，0.2，0.5ppm濃度の標準溶液を調製，その20μLを液体クロマトグラフに注入，ピーク高比により検量線を作成する．

4）液体クロマトグラフィーの条件
　　カラム：TSK gel. ODS-80Ts. 5μm，5×150mm
　　移動相：1mol/Lイミダゾール緩衝液−メタノール（77：23）
　　流速：1.0mL/min
　　検出器：ケイ光検出器，波長 Ex 380nm，Em 520nm
　　カラム温度：40℃
　　注入量：20μL

5）計算

$$オキシテトラサイクリン（\mu g/g）= A \times \frac{1}{W} \times 2$$

　A：検量線から求めた試験溶液中のオキシテトラサイクリン量（μg/mL）
　W：試料採取量（g）

5　実験上の注意

　本法は，オキシテトラサイクリンの迅速，簡便な測定法として開発されたもので，従来は，微生物学的方法が汎用されていた．本法の回収率は約90％，測定限界は肉，魚介類，牛乳で0.02ppm，鶏卵で0.04ppmである．

+1 プラスワン

　オキシテトラサイクリンの定量法には，試料からメタノール抽出，Amberlite XAD-2 カラムでクリンアップののち，*Bacillus cereus* var, *mycoides*を試験菌とする微生物学的方法もあるが，培養に時間を要することから，本実験では液体クロマトグラフィーを用いた．
　種々の市販食品についての実態調査，各種調理による分解消長について実験を行うこともよい．さらに輸入畜・水産物を対象とすることもよい．

3. 残留農薬 (Pesticide Residue)

3-1 殺虫剤 (Insecticide), カルバリル (Carbaryl)

カルバリルはカーバメイト系化合物で，殺虫剤のほか除草剤，植物生長調整剤の用途を有する農薬で稲，果樹などに乳剤，粉剤として使用される．

1 測定意義

農業の残留基準の中でカルバリルは，米（玄米）ほか果実，ばれいしょ，ほうれんそうなどの野菜，茶が対象となっている．これらの中のカルバリル残留量が基準値以下であることを確認する．

2 カルバリルの残留基準

米（玄米），もも，なつみかん，なつみかんの外果皮，みかん，日本なし，りんご，かき，ぶどう，キャベツ，だいこん類の根，だいこん類の葉，はくさい，芽キャベツ，ほうれんそう，茶に対して1.0ppmの，ばれいしょに対して0.1ppmの残留基準値が設けられている（平成28年1月現在）．

3 カルバリルの性状

カルバリル（1-ナフチル N-メチルカーバメイト）そのものは融点142℃の結晶，水に溶け加熱，光および酸で安定な化合物であるが，アルカリで分解する．LD_{50}は250mg（マウス，経口）で劇物扱いとなっている．乳剤は黄赤色透明油状の液体，粉剤は灰白色を呈する．

4 測定方法

Ⅰ．分光光度法

1) 試薬

- カラムA：内径15×300nm

    n-ヘキサン：カラムにジクロロメタン（1：1）で懸濁したフロリジル10gを入れたのち，同様にn-ヘキサン・ジクロルメタン（1：1）に懸濁した約5gの無水硫酸ナトリウムを加え，カラムの上端に液が少量残る程度まで流出する．

- カラムB：内径10×300mm

    カラムに無水硫酸ナトリウム1gを入れたのち，活性炭0.5gおよびケイソウ土をアセトンに懸濁しよく混和したものを加え，カラムの上端にアセトンが少量残る程度まで流出する．

- n-ヘキサン：ジクロロメタン（1：1）
- ケイソウ土：化学分析用
- ジクロロメタン：残留農薬分析用
- n-ヘキサン：　　〃

- アセトン
- メタノール
- 塩化アンモニウム
- 無水硫酸ナトリウム
- 0.2mol/L水酸化カリウム／メタノール
- 0.25mol/L水酸化ナトリウム・飽和塩化ナトリウム溶液：水酸化ナトリウム（特級）1g および塩化ナトリウム（特級）36gを水に溶かし100mLとする
- 発色試液：4-ニトロベンゼンジアゾニウムフルオロボレート（特級）25mgをメタノール5mLに溶かし，酢酸を加えて25mLとする
- カルバリル標準溶液：カルバリル20mgをメタノールに溶かし100mLとし，その10mLをとり，メタノールを加えて100mLとする．

標準溶液1mL ＝ カルバリル20μg

2）試験溶液の調製

① 細切した茶5.0gに沸騰水270mLを加え，5分間放置後ろ過する．

② ろ液を300〜500mL容量の分液ロートに入れ，塩化アンモニウム50gを加え軽く振とうする．

③ ②にジクロロメタン50mLを加え3分間激振する．

④ 静置後ジクロロメタン層を300mL容三角フラスコに採取し，水層には，さらにジクロロメタン50mLを加え同様に操作し，ジクロロメタン層を合わせる．

⑤ ジクロロメタン層に無水硫酸ナトリウム約15gを加え60分放置脱水後，ナス型フラスコにろ過する．三角フラスコは20mLのジクロロメタンで2回洗浄しろ液と合わせる．

⑥ ろ液はエバポレーターを用い減圧乾固する．

⑦ カラムAに，残留物を少量のn-ヘキサン・ジクロロメタン（1：1）で溶解し負荷する．

⑧ n-ヘキサン・ジクロロメタン（1：1）をカラム上部から注入，最初の80mLは捨て，続く200mLを500mL容分液ロートに採取する．

⑨ 溶液は0.25mol/L水酸化ナトリウム・飽和塩化ナトリウム溶液30mLで洗浄，さらに3回精製水50mLで洗浄後，n-ヘキサン・ジクロロメタン層を300mL容三角フラスコに採取し，無水硫酸ナトリウムを加え60分放置して脱水する．

⑩ 放置後ろ過し，ろ液を45℃以下で減圧乾固する．

⑪ 残留物を少量のアセトンに溶解しカラムBに負荷する．

⑫ アセトン50mL注入してアセトン溶出液をナス型フラスコに採取，減圧濃縮する．残留物をメタノール1mLに溶かし試験溶液とする．

3）測定

① 試験溶液に，0.2mol/L水酸化ナトリウム・メタノール溶液1mLを加え十分に混合する．

② 5分間放置後酢酸を正確に7mLおよび発色試液1mLを加え，十分に混和後，5分間放置する．

③ 空試験溶液を対照として波長460nmの吸光度を測定，濃度を検量線から読みとる．
＊空試験溶液はメタノール1mLに対し，試験溶液と同様に操作する．

4）検量線の作成

10mLメスフラスコにカルバリル標準溶液0，0.2，0.4，0.6，0.8，1.0mLをそれぞれ採取．メタノールで1mLとし試料と同様に操作する．

5）計算

$$カルバリル（\mu g/g）= A \times \frac{1}{W}$$

　　A：検量線から求めた試験溶液中のオキシテトラサイクリン量（$\mu g/mL$）
　　W：試料採取量（g）

II．液体クロマトグラフィー

1）試薬

- 5%塩化ナトリウム
- アセトン−ヘキサン（5：95）
- アセトン−ヘキサン（10：90）
- 凝固液：塩化アンモニウム2gをリン酸4mLに水400mLを加えた溶液で溶解
- アセトン−凝固液（1：10）
- フロリジルカラム：Florisil 910mg/cartrige（Watersセップパックプラス使用）

2）試料の調製

穀類，豆類，種実類，抹茶などの場合

① 試料20.0gを共栓の200mLまたは300mLの三角フラスコにとり，精製水40mL（抹茶の場合は5gに精製水20mL）を加える．
② 30分放置後，アセトン100mLを加え30分間振とうし吸引ろ過する．
③ 残渣にアセトン50mLを加え②と同様に処理する．
④ ②，③で得たろ液は300mL容ナス型フラスコに採取し，減圧濃縮して50mLとする．その際，発泡することがあるので注意する．
⑤ 濃縮液を500mL容分液ロートに移し，ナス型フラスコは少量のアセトンで洗浄し分液ロートに合わせる．
⑥ 濃縮液に5％塩化ナトリウム溶液200mL，ジクロロメタン100mLを順次加え5分間振とうする．
⑦ ジクロロメタン層を採取する．
⑧ ⑦の残った水層にさらにジクロロメタン50mLを加え同様に操作し，ジクロロメタン層を⑦に合わせ，無水硫酸ナトリウムを加え脱水後ろ過する．
⑨ ろ液を減圧乾固，濃縮物をアセトン5mLに溶解し，さらに凝固液50mL，ケイソウ土2gを加え軽く混ぜ吸引ろ過する．
⑩ ろ過残留物をアセトン−凝固液（1：10）50mLで洗浄後，ろ液を200mL容分液ロートに合わせ，ジクロロメタン50mLを加え5分間振とうする．
⑪ ジクロロメタン層を採取し，無水硫酸ナトリウムを加え脱水後ろ過する．
⑫ ろ液を濃縮乾固，残留物をアセトン−ヘキサン（5：95）4mLで溶解する．

⑬ ⑫をアセトン−ヘキサン（5：95）5 mLで洗浄したフロリジルカラムに負荷し，カラムはアセトン−ヘキサン（5：95）3 mLで洗浄後，アセトン−ヘキサン（10：90）15 mLでカルバリルを溶出する．

⑭ 溶出液は濃縮乾固後，アセトニトリルで5 mLとし，液体クロマトグラフィー用試験溶液とする．

3）検量線の作成

カルバリル0.02〜0.5 μg/mLアセトニトリル溶液を調製し20 μL液体クロマトグラフに注入する．

4）液体クロマトグラフィーの条件

カラム：TSKgel ODS-80TM，4.6 mm×15 cm

移動相：水・アセトニトリル（50：50）

流速：0.8 mL/min

検出器：ケイ光検出器，波長Ex 290 nm，Em 330 nm

カラム温度：40℃

注入量：20 μL

5）計算

$$\text{カルバリル}\,(\mu g/g) = A \times \frac{5}{W}$$

A：検量線から求めた試験溶液中のカルバリル量（μg/mL）

W：試料採取量（g）

5 実験上の注意

カルバリル標準溶液を調製する場合，取り扱いに注意し，こぼすことのないようにする．またアセトンやヘキサンは引火性なので火気に注意する．

+1 プラスワン

カルバリルの農作物中の分析法，残留実態については多くの報告がある．またリンゴ中カルバメート系農薬の消長についても知られているが，例えば調理による減少，洗剤による除去など実験のテーマは種々考えられる．

なお，カルバリル測定にはイムノアッセイの原理を応用した測定キットなどが市販されており，抽出などの前処理の簡易化，さらに有機溶媒の使用を抑えるなどの利点がある．

4. 鮮度および腐敗
(Freshness, Putrefaction)

　生鮮食品を室温に放置すると微生物の酵素作用によって次第に鮮度が低下し，食品成分が分解しもとのものとは異なった味，臭いを呈するようになる．この場合その食品がタンパク質や窒素化合物を含む場合と炭水化物を含む食品とではその生成物に違いがあり，前者の場合は悪臭物質，さらには人体に対し有害を生ずるようになる．この現象を一般に腐敗と呼んでいる．後者の場合は発酵といわている．

1 測定意義

　健康な活魚の筋肉は通常無菌であるが，皮膚やえら，消化管などには漁期，漁場などによっても異なるが$10^2 \sim 10^8$/g程度の細菌が存在している．これらの細菌は魚が生きている間は体内に侵入することはないが，死後はアクトミオシンが生成して死後硬直が起こり，さらに自己消化現象によってタンパク質は次第に低分子の化合物へと分解し細菌の増殖に好都合となると，シュードモナス，アクロモバクターなど多くの腐敗細菌あるいは酵母，真菌などが増殖し腐敗が起こる．そしてタンパク質はペプトンを経てアミノ酸にまで分解され，さらに酸化，還元作用によってインドール，プトレッシン，カタベリン，トリメチルアミンなどの含窒素化合物，酢酸，酪酸などの有機酸，メルカプタン，硫化水素などのイオウ化合物さらにはメタン，アンモニア，水素，炭酸ガスなどの種々の複雑な有害分解生成物ができる．

$$R\cdot CH\cdot NH_2\cdot COOH \longrightarrow \underset{アミン}{R\cdot CH_2NH_2} + \underset{炭酸ガス}{CO_2}$$

$$R\cdot CH\cdot NH_2\cdot COOH + H_2O \longrightarrow \underset{オキシ酸}{R\cdot CHOH\cdot COOH} + \underset{アンモニア}{NH_3}$$

$$R\cdot CH\cdot NH_2\cdot COOH \longrightarrow \underset{アルコール}{R\cdot CH_2OH} + CO_2 + NH_3$$

$$R\cdot CH\cdot NH_2\cdot COOH + H_2 \longrightarrow \underset{炭化水素}{R\cdot CH_3} + NH_3 + CO_2$$

また各アミノ酸の脱炭酸によって次のようなアミンが生成する．

アミノ酸	アミン	アミノ酸	アミン
Arginine	Agmatine	Phenylalanine	β-Phenylethylanine
Lysine	Cadaverine	Ornithine	Putrescine
Cysteine	Cysteamine	5-Hydroxytryptamine	Serotonin
Dihydroxyphenylalanine	Dopamine	Cysteic acid	Taurine
Histidine	Histamine	Tryptophan	Tryptamine
Dihydroxyphenylalanine	Noradrenaline	Tyrosine	Tyramine

　さらにアンモニアはほとんどの腐敗の場合に生成され，また，硫化水素のような悪臭物質はシスティン，メチオニンなどの含イオウアミノ酸の分解によって生成される．このような有害物質を測定し腐敗の程度を判断する．ここでは，魚介類の鮮度判定法としK値，揮発性塩基窒素およびトリメチルアミンの測定法について述べる．

4-1 K値（K value）

　魚介類では死後筋肉中のアデノシン三リン酸（ATP）が酵素によって分解され，アデノシン二リン酸（ADP），アデノシン一リン酸（AMP），イノシン酸（IMP），イノシン（HxR）そしてヒポキサンチン（Hx）の順に分解変化していく．魚肉中の主成分がATP〜IMPの場合は鮮度は良好である．

　しかし，鮮度が低下するとHxRやHxが増加しATP関連物質成分中に占めるHxRとHxの割合が大きくなる．この割合を測定することにより魚介類の鮮度を判断することができる．

1 測定意義

　魚介類の鮮度は時間の経過とともに低下するが，外観的にはあまり変化しない．そこでK値の測定によって鮮度の良否を数値で表して判断する．

2 判定基準

次のような基準によって判定する．

〜10%	死後直後の魚，鮮度極めて良好
〜20%	さしみ，すし種として好適
〜30%	新鮮な魚
〜40%	煮，焼き魚用
40〜60%	かまぼこ，すり身などの加工原料
60〜80%	初期腐敗

3 測定方法

1）試薬

- 陰イオン交換樹脂Dowex1×4（200〜400mesh，Cl⁻型）：樹脂を大量の精製水で分散し，容器を傾けて沈殿しない微細な粒子を除去後，ガラスフィルターを用いて水を除き，樹脂容積の約2倍量のアセトンを加え混釈，約30分放置後，ガラスフィルターを用いてアセトンを除去する．以後ガラスフィルターを用い吸引しながら，樹脂に空気が入らないように注意し，樹脂をかき回しながら，樹脂容量の5倍量の精製水，10倍量の4％水酸化ナトリウム溶液，20倍量の精製水，10倍量の4％塩酸，20倍量の精製水の順に流し，樹脂をCl⁻型にする．
- アセトン
- 4％水酸化ナトリウム溶液
- 4％塩酸
- 0.02％塩酸
- 0.6mol/L塩化ナトリウム−0.01mol/L塩酸溶液
- 10％過塩素酸溶液

・60％水酸化カリウム溶液
・3％水酸化カリウム溶液

2）装置および器具
・分光光度計
・遠心分離器
・ホモジナイザー
・ガラスカラム（コック付き）内径6mm，長さ15〜18cm
・pHメーター（pH試験紙でも可：チモールブルー試験紙）

3）試験溶液の調製
① 試料（魚肉）1.0gを遠心管に採取し，氷冷した10％過塩素酸溶液2mLを加え，氷冷しながらホモジナイズする．
② 2,000〜3,000回転で3分間遠心分離し，上清を採取する．
③ 残渣に10％過塩素酸溶液2mLを加え同様に操作して上清を②に合わせる．
④ 60％水酸化カリウム溶液を用いてpH6.5に調整する．
⑤ 2,000〜3,000回転で3分間遠心分離し上清を10mLメスフラスコ入れる．
⑥ 残渣に氷冷精製水1mLを加え，同じく遠心し上清を同じ⑤のメスフラスコに合わせ精製水で10mLとして試験溶液とする．

4）カラムの調製
① ガラスカラムの底に少量の脱脂綿を詰め，精製水を流し脱脂綿に含まれる空気を除く．
② カラムに少量の水が入っている状態にして，精製水に分散したCl⁻型とした樹脂を空気が入らないように注意しながら流し込み，樹脂の高さが5cmになるようにする．
③ カラムのコックを一度止め少量の脱脂綿を樹脂の上に樹脂の上面が崩れないように静かに詰め，コックを開けて樹脂の空気が入らないようにしばらく精製水を流し洗浄する．

5）測定
① 試験溶液2.0mLを試験管に採取し，3％水酸化カリウム溶液でpH 9.4に調整する．
② ①の液を4）で調製したカラムに負荷する．
③ 試験溶液の上部がカラムの上端近くまで流下するのを待つ．
④ 精製水20mLを流し，同じく最上部がカラムの上端近くまで流下するのを待つ．
⑤ 0.02％塩酸45mLを流し，留出液を50mLメスフラスコで受ける（a液：HxR＋Hx）．
⑥ 0.6mol/L塩化ナトリウム－0.01mol/L塩酸溶液45mLを用いて同様に操作する（b液：ATP＋ADP＋AMP＋IMP）．
⑦ ⑤，⑥で得た液を各々溶出液で50mL定容とし波長250nmで吸光度Aaおよび Abを測定する．

6）計算

$$K値（\%）= \frac{Aa}{(Aa+Ab)} \times 100$$

4 実験上の注意

樹脂の調製には引火性のアセトンやアルカリ性の強い水酸化ナトリウム溶液さらに酸性の強い過塩素酸を使用するので取り扱いに注意が必要である．

> **+1 プラスワン**
>
> 市販魚介類のK値を測定，さらに値が時間の経過とともにどのように変化するか，揮発性塩基窒素，細菌数との関連を調査することもよい．

4-2 揮発性塩基窒素（Volatile basic nitrogen, VBN）

1 測定意義
鮮度の低下に伴って種々の生成物が産生される．鮮度の鑑別方法については化学的方法，微生物学的方法があるが，化学的方法は微生物学的方法に比べ短時間で測定できる．なかでも揮発性塩基窒素の測定はアンモニア，各種アミン類を一括して測定できる利点がある．

2 判定基準
測定物質の如何によってその基準も異なるが，一般にはアンモニア，アミン類などを含めた揮発性塩基窒素の測定値で表されることが多い．その基準値は次のとおりである．

きわめて新鮮な魚肉	5～10mg/100g（mg%）
普通の魚肉	15～25mg/100g（mg%）
初期腐敗の魚肉	30～40mg/100g（mg%）
腐敗した魚肉	50mg/100g（mg%）

3 測定方法
微量拡散法：試料浸出液にトリクロロ酢酸を加えて除タンパクしたろ液を，炭酸カリウム溶液でアルカリ性としアミン類を遊離させ，これらが自然状態で拡散しホウ酸吸収液に吸収され，次いで硫酸によって滴定し求める．なお，この際次のような検測器（ユニット）と水平ビューレットを使用する（図1-11, 1-12）．

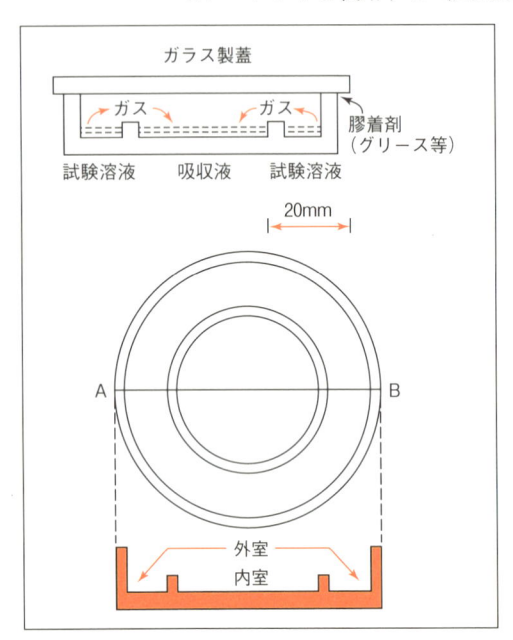

図1-11 ユニット

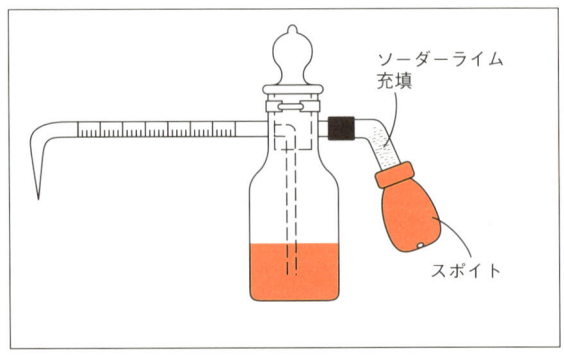

図1-12 水平ビューレット

1）試薬

- **混合指示薬**：0.066％メチルレッドおよび0.066％ブロムクレゾールグリーンアルコール溶液を等量混合する（酸性：赤，中性：無色，アルカリ性：緑）．
- **炭酸カリウム溶液**：炭酸カリウム50gに精製水100mLを加え加温して溶解する．
- **ホウ酸溶液**：ホウ酸10gを1Lのメスフラスコにとり，これにアルコール200mLを加えて溶かし，次に混合指示薬10mLを加え，精製水を加え1Lに希釈する．
- **0.01mol/L硫酸**
- **20％トリクロロ酢酸溶液**（トリクロロ酢酸は皮膚を腐食するので注意が必要）
- **膠着剤**：常温で拡散させるときは上質のパラフィンでよいが，37℃の恒温槽で拡散させる場合は白色ワセリン2，流動パラフィン1を混合したものが通常使用される．

2）器具

- **ユニット（コンウェイのユニット）**：図1-11のような寸法の肉厚硬質ガラス製容器
- **水平ビューレット**：図1-12のような構造を有し，0.15mL容，最小目盛0.002mLのもの．なお，スポイト上部部分には硫酸の吸湿を防ぐためソーダーライムを充填する．

3）試験溶液の調製

① 細切した試料10.0gを乳鉢に秤りとりホモジナイズする．
② 精製水50mLを加えてよくかき混ぜ，30分間室温に放置し浸出する．その際，精製水50mLを3～4回に分けて，乳鉢を洗ってホモジネートをビーカーに移すとその後の操作がしやすい．
③ 20％トリクロロ酢酸溶液を10mL加えよくかき混ぜて約10分間室温に放置し除タンパクを行う．
④ ③の液の上清をろ紙上に固形物が移らないように注意して100mLメスフラスコにろ過する．
⑤ 20％トリクロロ酢酸溶液10mLを残渣の入った乳鉢あるいはビーカーに加え，試料全部をろ紙上に移し④の100mLメスフラスコにろ過する．
⑥ 前後に得た全ろ液に精製水を加えて100mLとし試験溶液とする．

4）測定

① ユニットの蓋のすり合わせ部分に膠着剤をなるべく少量塗布してすりガラス全体に広げる（ユニットの磨りガラスの部分が透明になる）．
② ユニット内室に揮発性塩基窒素吸収液として約1 mLのホウ酸溶液を入れる．
③ 外室に試験溶液1.0mLを正確に注入する(ホールピペットかマイクロピペッターを使用)．
④ ピペットの先端を入れることができる程度に手前側にすき間を開け，駒込ピペットで外室へ炭酸カリウム溶液1 mLを手早く注入する．
⑤ 直ちに蓋を閉じクリップをはめ，ユニットを傾けながら回転させて外室中の液をよく混合する．
　＊この時，外室の液が内室の液の中に入らないように注意する．
⑥ ユニットを37℃の恒温槽に入れ80分以上放置，揮発性塩基窒素を拡散させ内室のホウ酸溶液に吸収させる．
　＊拡散の速度は室温に影響されるので，温度27℃，20℃，16℃および10℃の場合は放置時間100分，120分，140分および160分以上が必要である．
⑦ 所定時間後静かに蓋をとり，内室の液を0.01mol/L硫酸で滴定する．
　＊この時内室の液は緑色を呈しているが，硫酸の添加によって無色となり，滴定の終末点では微桃紅色を呈するので，この時のビューレットの目盛のmLを滴定値とする．
⑧ 同時に空試験も並行して行う．空試験は試験溶液の代わりに試料の調製に用いた水を外室に注入し，ほかは同じ条件で実施する．

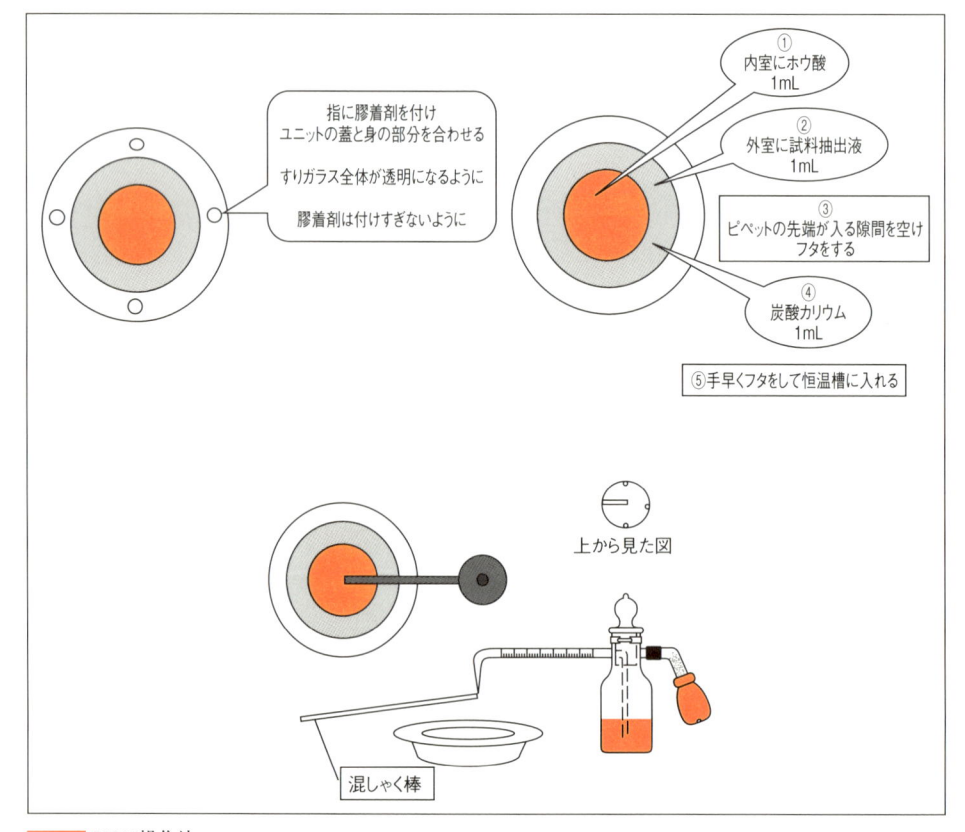

図1-13 VBN操作法

5）計算

$$揮発性塩基窒素（VBN）= 0.28 \times (X-B) f \times \frac{100}{0.1} \ (mg\%: mg/100g)$$

- X ＝ 滴定値
- B ＝ 空試験滴定値
- f ＝ 0.01 mol/L硫酸のファクター
- 0.1 ＝ 試験溶液1 mLに相当する試料の量

4 実験上の注意

　学生実習用としては簡便に実施できる微量拡散分析法が適当と考えられるが，試料は肉類を用いるよりも肉質の軟らかい魚類を用いた方が試料調製が楽である．測定に使用する水平ビューレットはその使用に若干の練習を必要とするので，測定に先立ち練習をする．

　使用後のユニットは，直ちに温湯につけ中性洗剤で丁寧に洗う．クレンザーのようなものはさけたほうがよい．次に温水中でよくすすぎ，最後に精製水ですすぎ自然乾燥させる．ユニットに油脂分が存在すると誤差を生ずるので，ユニットの内部には絶対手指をふれてはならない．

+1 プラスワン

　腐敗によって生成するアミン類は揮発性塩基窒素，アンモニア性窒素，ジメチルアミン，トリメチルアミンとして測定される．これらの中で揮発性塩基窒素およびアンモニア性窒素は微量拡散法，ジメチルアミンは液体クロマトグラフィー，トリメチルアミンは比色法で測定されている．

　官能検査，細菌数との関連，また室温放置や冷蔵保存における腐敗生成物の消長，さらに，市販食品についての調査などを実施することもよい．

4-3 トリメチルアミン（Trimethylamine, TMA）

1 判定基準
新鮮な魚肉ではトリメチルアミンはほとんど存在しない．TMA-N量として，$\leq 3\,\mathrm{mg/100g}$（mg%）では鮮度良好，$4\sim 5\,\mathrm{mg/100g}$（mg%）で初期腐敗とみなされる．

2 測定方法
ピクリン酸－トルエン法：トリメチルアミンはピクリン酸と反応して，トリメチルアミン量に対応する黄色のピクリン酸塩を生ずる．その色調の吸光度を測定し定量する．

1）試薬
- 4％および20％トリクロロ酢酸溶液
- 10％ホルムアルデヒド：市販ホルマリンに炭酸マグネシウムを加えて酸を中和する．その液をろ過し，3倍の精製水で希釈する．
- トルエン
- 25％水酸化ナトリウム溶液
- 無水硫酸ナトリウム
- 0.02％ピクリン酸トルエン溶液：ピクリン酸40mgをトルエン200mLに溶解する．
- TMA標準原液：トリメチルアミン塩酸塩を熱水から2回再結晶させ真空乾燥したのち，その0.682gに塩酸1mLを加え精製水で100mLとする
- TMA標準溶液：TMA標準原液を100倍に希釈する．
  TMA標準溶液1mL＝10μg N（TMA中の窒素）

2）試験溶液の調製
揮発性塩基窒素測定法の試料の調製法に従い試験溶液の調製を行う．

3）測定
① 試験溶液1～4mLを25mL容共栓試験管にとり，精製水を加えて4mLとする（1mL中にNとして2～20μg含有）．
② ①に10％ホルムアルデヒド溶液1mLを加え混和する．
③ トルエン10mLおよび25％水酸化ナトリウム溶液3mLを加え1分間激しく振とうしTMAを抽出する．
④ 5分間放置して2層に分離させる．
⑤ 上層部約5mLを試験管にとり，無水硫酸ナトリウム1gを加え脱水する．
⑥ 0.02％ピクリン酸トルエン溶液2mLを新たな共栓試験管にとり，これに⑤の脱水トルエン層2mLを加え混合し，10分後に波長410nmで吸光度Aaを測定する．
⑦ 同時に空試験も並行して行う．
空試験は試験溶液の代わりに4％トリクロロ酢酸溶液を用いて同様に操作し吸光度Abを求める．

4）検量線の作成

TMA標準溶液を適当量採取し，3）と同様に操作し検量線を作成する（5〜100 μg/ 4 mL）

5）計算

吸光度の差Aa−Abを求め，検量線からTMA中のN濃度（TMA-N μg/ 4 mL）を求め，次式から試料中のTMA-Nの濃度を算出する．

$$\text{TMA}-\text{N（mg\%）} = \frac{A \times 希釈倍数 \times 250}{1{,}000}$$

A：検量線から求めた試験溶液 4 mL 中の TMA-Nの μg

4-4 水分活性（Water Activity, A_w）

　食品の腐敗には，食品自身の物理化学的な性質を始め，外部環境，例えば温度，湿度，酸素，その他，様々な要素が影響する．中でも食品自身のもつ水分は，大きな影響力をもっている．

　食品に含まれる水分は，食品の成分と結合している結合水と呼ばれるものと，食品の成分とは結合せず遊離の状態で存在する自由水と呼ばれるものに分けることができる．そのうち，微生物が利用できる水分は自由水であり，自由水の多い食品は腐敗しやすい．そこで古くから，その自由水を減らし食品を保存する目的で乾燥，塩蔵，糖蔵，あるいは凍結などの処理が行われてきた．

1 測定意義

　食品の腐敗と関係の深い食品中の自由水の割合を示す水分活性（A_w）を測定することにより，その食品が腐敗しやすい状態にあるか否かを判定する．

2 測定方法

　グラフ挿入法：水分活性の判明している種々の塩類の飽和溶液を用い，密封容器内の相対湿度を一定に保ち，その中に測定する食品を置き，一定時間，一定温度で放置し，水分が平衡に達した時点でのその食品の重量の増減をグラフにプロットし，その点を結んで重量増減が0を示す値がその食品の水分活性を示す．

1）試薬

　標準試薬：表1-1に示した標準試薬の中から，測定しようとする食品がもつと思われる水分活性（表1-2）を中心として，その前後ほぼ同間隔となる水分活性をもつ試薬を選択する．

表1-1 飽和溶液の示す水分活性（25℃）

試　薬	水分活性	試　薬	水分活性
塩化リチウム（$LiCl \cdot H_2O$）	0.110	硝酸ナトリウム（$NaNO_3$）	0.737
酢酸カリウム（CH_3COOK）	0.224	塩化ナトリウム（$NaCl$）	0.752
塩化マグネシウム（$MgCl_2 \cdot 6H_2O$）	0.330	臭化カリウム（KBr）	0.807
炭酸カリウム（$K_2CO_3 \cdot 2H_2O$）	0.427	塩化カリウム（KCl）	0.842
硝酸リチウム（$LiNO_3 \cdot 3H_2O$）	0.470	塩化バリウム（$BaCl_2 \cdot 2H_2O$）	0.901
硝酸マグネシウム（$Mg(NO_3)_2 \cdot H_2O$）	0.528	硝酸カリウム（KNO_3）	0.924
臭化ナトリウム（$NaBr \cdot 2H_2O$）	0.577	硫酸カリウム（K_2SO_4）	0.969
塩化ストロンチウム（$SrCl_2 \cdot 6H_2O$）	0.708	重クロム酸カリウム（$K_2Cr_2O_7$）	0.980

表1-2 食品の水分活性および水分含有量

食 品	水分(%)	水分活性	食塩(%)
野菜	90以上	0.99〜0.98	
果実	89〜87	0.99〜0.98	
魚介類	85〜70	0.99〜0.98	
食肉類	70以上	0.98〜0.97	
卵	75	0.97	
果汁	88〜86	0.97	
魚肉ソーセージ	69〜66	0.98〜0.96	
焼ちくわ	75〜72	0.98〜0.97	
かまぼこ	73〜70	0.97〜0.93	
さつま揚げ、はんぺん	76〜72	0.96	3.5
あじの開き	68	0.96	
チーズ	約40	0.96	
ジャム	—	0.94〜0.82	
パン	約35	0.93	
ハム、ソーセージ	65〜56	0.90	
塩ざけ	60	0.89	11.3
塩たらこ	62	0.91	7.9
塩たら	60	0.78	15
しらす干し	59	0.87	
ようかん	—	0.87	
サラミソーセージ	30	0.83〜0.78	
いわし生干し	55	0.80	13.6

食 品	水分(%)	水分活性	食塩(%)
かつお塩辛	60	0.71	21.1
うに塩辛	57	0.89	12.7
いか塩辛	64	0.80	17.2
乾燥果実	21〜15	0.82〜0.72	
いか燻製	66	0.78	
蜂蜜	16	0.75	
オレンジマーマレード	32	0.75	糖分66%
ケーキ	25	0.74	糖分55%
ゼリー	18	0.69〜0.60	
干しえび	23	0.64	
キャンディー	—	0.65〜0.57	
小麦粉	14	0.61	
乾燥穀類	—	0.61	
煮干し	16	0.58〜0.57	
クラッカー	5	0.53	糖分70%
香辛料(乾燥品)	—	0.50	
ブドウ糖	9〜10	0.48	
ビスケット	4	0.33	
チョコレート	1	0.32	
インスタントコーヒー	—	0.30	
脱脂粉乳	4	0.27	
緑茶	4	0.26	

2)器具

揮発性塩基窒素の測定に用いたコンウェイのユニット:VBNの項参照.

3)試料の調製

食品10〜20gを,速やかに細切しその1gを試料とする.なお,ハムやかまぼこは直径25mm以下にくりぬいた後,細切しその1gを試料とする.

4)測定

① ユニットのすり合わせ部分には白色ワセリンを塗る.
② ユニット外室に標準試薬の結晶5〜10gを入れ,少量の精製水で湿らせる.
③ 内室に入る大きさのアルミ箔に試料約1gを秤りとり試料+アルミ箔の重量を正確に測定する(小数点以下2桁,3桁以下は切捨て).
④ ②の試料をアルミ箔ごと内室に入れ,速やかに蓋をして密封する.
⑤ 25±2℃,2±0.5時間放置
⑥ 試料+アルミ箔をユニットから取り出しその重量を正確に測定する.
⑦ ①〜⑤の操作を水分活性の異なる標準試薬6種類を用いて行い,試料の重量変化(増減)を求める.
⑧ 試料の重量の増減をグラフの縦軸に,標準試薬の水分活性を横軸にとり,得られた6つに点を結ぶ直線または曲線が増減量0の線と交わる点がその食品の水分活性となる.

3 実験上の注意

　微生物の増殖に必要な水分活性は，一般に細菌が最も高く，0.90以下になると増殖は阻止される．それに対し酵母は0.88付近まで増殖し，カビは0.80でも増殖する．さらに耐乾性のカビは0.65という低い水分活性でも増殖できる．

　水分活性の測定法には前述の方法のほかに簡易コンウェイ・ユニット法，マノメーター法，電気湿度計法などがある．このうち，簡易コンウェイ・ユニット法は，食中毒菌であるボツリヌス菌の発育可能な水分活性0.94を目安とし，標準試薬として水分活性0.94より高い値をもつ飽和溶液（A）と低い値をもつ飽和溶液（B）の2種を用い，グラフ挿入法と同様に操作して，次式により食品の水分活性を求める方法である．

$$A_w = \frac{(bx-ay)}{(x-y)}$$

　　a，b：それぞれA，B液の水分活性
　　x：A液使用時の試料の増加重量
　　y：B液使用時の試料の減少重量

　また使用後のユニットの洗浄方法は，VBNの項参照．

5. 油脂の変敗（Rancidity）

　油脂，あるいは脂質を含有する加工食品は保存中に空気中の酸素によって酸化される．とくに不飽和酸を含有する油脂は著しい．また食品に共存する微量元素，微生物，酵素などによっても油脂の酸化が促進され風味の低下，異臭の発生，変色などの劣化現象を起こすことがある．このような現象を油脂の変敗，あるいは酸敗という．

1 測定意義

　油脂の変敗は品質や栄養価の低下のみならず場合によっては食中毒の原因となりうる．
　昭和39年には即席めんによる食中毒が発生したこともあり，その原因は油脂の変敗によるものであった．このようなことから，市販食品中の油脂がどの程度酸化されているかを知る．

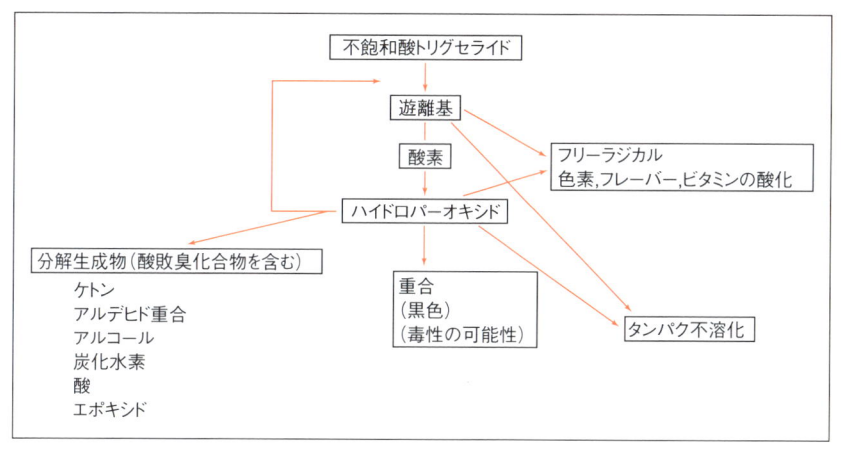

```
                    不飽和酸トリグセライド
                            ↓
                          遊離基
                            ↓         → フリーラジカル
                          酸素            色素,フレーバー,ビタミンの酸化
                            ↓
                      ハイドロパーオキシド
          ↙                  ↓                    ↘
分解生成物(酸敗臭化合物を含む)    重合                タンパク不溶化
  ケトン                     (黒色)
  アルデヒド重合             (毒性の可能性)
  アルコール
  炭化水素
  酸
  エポキシド
```

図1-14 油脂変敗機構

2 判定基準

　食品・食品添加物規格基準の即席めん類（めんを油脂で処理したものに限る）の成分規格には，めんに含まれる油脂の酸価が3を超え，または過酸化物価が30を超えるものであってはならない．また保存基準には，即席めん類は直射日光を避けて保存しなければならない旨の規定がある．
　さらに，JAS規格では，即席めん類の品質の基準の一つに油処理により乾燥したものの油脂にあっては酸化1.5以下と規定している．
　菓子の製造・取扱いに関する衛生上の指導（厚生労働省通達）では，油脂で処理した菓子は，(1) その製品中に含まれる油脂の酸価が3を超え，かつ過酸化物価が30を超えるものであってはならない．(2) その製品中に含まれる油脂の酸価が5を超え，または過酸化物価が50を超えるものであってはならない旨の規定がある．

3 測定方法

　試料から脂質をエーテルで抽出ののち，酸価，すなわち脂質1g中に含まれる遊離脂肪酸を中和するのに要する水酸化カリウムのmg数，過酸化物価，すなわち規定の方法により試料にヨウ化カリウムを加えた場合，遊離されるヨウ素を試料1kgに相当するミリグラム当量数で表したもの，そしてチオバルビツル酸価はリノール酸，リノレン酸などの不飽和脂肪酸の酸化生成物マロンアルデヒドとの呈色を測定する．

1）試薬

- エーテル・アルコール混液（2：1）：使用直前にフェノールフタレイン溶液を指示薬として，30秒間持続する淡紅色を呈するまで1％水酸化カリウムエタノール液を加える．
- 0.1 mol/L水酸化カリウムエタノール溶液
- クロロホルム・酢酸混液（2：3）
- 飽和ヨウ化カリウム溶液
- デンプン指示薬：漂白料の項参照
- 0.01mol/Lチオ硫酸ナトリウム溶液
- チオバルビツル酸溶液：チオバルビツル酸0.7gを精製水60mLに加温溶解し，冷後酢酸を加えて200mLとする．なお，この溶液は不安定なので使用時調製する．

2）試料の調製（試料から油脂の抽出）

① 菓子の必要量（酸価および過酸化物価の試験を行うに必要な適当量）をとり，これを粉砕または細切して共栓三角フラスコに入れる．
② 菓子が浸る程度にエーテルを加える．
③ ときどき振り混ぜながら約2時間放置する．
④ 試料の固形物が流出しないようにろ紙を用いてろ過する．
⑤ フラスコ中の試料にエーテルを②の約半量を加えて振り混ぜた後，同じろ紙を用いてろ過する．
⑥ ④，⑤のろ液を分液ロートに移し，ろ液の約1/2〜1/3容量の水を加えてよく振り混ぜ水層を捨てる．
⑦ ⑥の操作を2回繰り返し，エーテル層を分取する．
⑧ エーテル層を無水硫酸ナトリウムで脱水した後，ろ過しろ液をナスフラスコに採取する．
⑨ 窒素ガスまたは二酸化炭素を通じながら水温40℃以下の水浴上で減圧下にエーテルを完全に除去する．
⑩ 残渣を密栓できる容器に入れ窒素ガスで置換後，氷室中で保存し試料とする．
　なお，エーテルは酸価および過酸化物価測定用エーテルを使用する．

3）酸価の測定

① 試料約10gを精密にはかり，共栓三角フラスコに入れエーテル・アルコール混液（2：1）100mLを加えて溶解する．

② フェノールフタレイン試液を指示薬として，30秒間持続する淡紅色を呈するまで0.1mol/L水酸化カリウムエタノール溶液で滴定する．

〔計　算〕

$$酸価 = \frac{5.611 \times a \times f}{S}$$

　　S：試料の採取量（g）
　　a：0.1mol/L水酸化カリウムエタノール溶液の消費量（mL）
　　f：0.1mol/L水酸化カリウム液エタノール溶液のファクター

4）過酸化物価の測定

① 試料約5gを精密に秤り共栓三角フラスコに採取する．

② クロロホルム・酢酸混液（2：3）35mLを加えて溶解する．
　　均一に溶解しないときは，さらにクロロホルム・酢酸混液（2：3）を適当に加える．

③ フラスコ内の空気を窒素ガスまたは二酸化炭素で置換し，窒素ガスまたは二酸化炭素を通じながら飽和ヨウ化カリウム溶液1mLを加え，直ちに共栓をして約1分間振り混ぜる．

④ 暗所に常温で約5分間放置する．

⑤ 精製水75mLを加え，激しく振り混ぜる．

⑥ デンプン指示薬を用い0.01mol/Lチオ硫酸ナトリウム溶液で滴定する．
　　別に同様に操作して空試験を行い補正する．

〔計　算〕

$$過酸化物価（meq/kg）= \frac{a \times f}{S} \times 10$$

　　S：試料の採取量（g）
　　a：0.01mol/Lチオ硫酸ナトリウム溶液の消費量（mL）
　　f：0.01mol/Lチオ硫酸ナトリウム溶液のファクター

5）チオバルビツル酸価の測定

① 試料の0.3〜0.5gを共栓試験管に採取する．

② チオバルビツル酸溶液10mLを加え混合．

③ 沸騰水浴中でときどき振り混ぜながら30分間加熱する．

④ 冷後，呈色液をろ過しそのろ液について波長530nmにおける吸光度を空試験を対象として測定する．

4　実験上の注意

　油が変敗するとそれを構成しているグリセライド（グリセリンの脂肪酸エステル）が分解して遊離脂肪酸を生ずる．油が変敗していなくても天然に遊離脂肪酸を含んでいる油，また油の精製工程における遊離脂肪酸の除去が不完全な場合は酸価が高いので，必ずしも変敗ではない場合もある．

この実験にはエーテル・エタノール混液を用いるので火気には十分注意することが必要である．
過酸化物とヨウ化カリウムとの反応式は次のとおりである．

$$-CH_2-\underset{|}{CH}-=CH-+2KI \longrightarrow -CH_2-\underset{|}{CH}-CH$$
$$\quad\quad OOH \quad\quad\quad\quad\quad\quad\quad\quad\quad OH$$

$$=CH+I_2+H_2O,\quad I_2+2Na_2S_2O_3 \longrightarrow Na_2S_4O_6+2NaI$$

　油の変敗とともに過酸化物価は上昇するが，極度に変敗が進行すると過酸化物は分解し，その値は低下する．飽和ヨウ化カリウム溶液は長期間の保存ができないので，あまり多量に調製しないほうがよい．またヨウ化カリウムは高価で水に非常によく溶けるから溶解度を十分に考えて溶かすことが必要である．そして調製後は必ずかっ色ビンに入れ，冷暗所に保存しなければならない．溶媒としてはクロロホルム・酢酸混液を用いるが，測定終了後は必ず貯留し下水に流してはならない．

　チオバルビツル酸価は油脂の変敗生成物であるマロンアルデヒドなどとの反応生成物の呈色を波長530nmにおける吸光度を測定し，その測定値から変敗の程度を判定する方法であり，油脂単独だけでなく，バター，チーズ，魚肉など各種の油脂含有食品の変敗の程度をみる指標として利用される．しかし，酸化がある程度進むと呈色が低下し，また，波長450nm付近に第二の吸収ピークが生ずることがある．チオバルビツル酸溶液は不安定で着色しやすいから，冷暗所に保存するか，あるいは使用時調製したほうがよい．

表1-3 油脂含有食品より抽出した油脂の化学的性状

種類		含油率（%）	過酸化物価（meq/kg）	ヨウ素価	酸価
即席ラーメン	31種	12～30	5～29	48～72	0.2～3.2
ポテトチップス	14種	29～38	5～22	96～125	0.3～1.3
揚げせんべい	14種	18～32	4～53	94～121	1.0～3.4
バターピーナッツ	10種	21～41	17～96	92～101	0.5～2.8
クラッカー	15種	7～26	1～20	32～68	0.1～0.6
ドーナッツ	10種	11～30	5～21	64～122	1.1～3.2
かりん糖	6種	15～29	3～14	97～114	0.8～2.3

+1 プラスワン

　一般に酸価は0.1～0.5，過酸化物価は1～10，チオバルビルツル酸価による吸光度は，わずかに酸敗臭を有するもので吸光度0.12～0.4程度である．

　変敗油脂は有害で，現実にインスタントラーメンなどによって食中毒が発生し，その毒性も報告されている．このようなことから市販の脂質を含む種々の食品，魚の干物など，むしろ加工食品中の含有油脂の変敗状態を調査することもよいであろう．従来市販の脂質含有食品の変敗の程度については多くの報告が知られているので，それらを参考として比較することもよい．

　さらに変敗に及ぼす種々の条件の検討（保存，包装などの状況），加熱後の放置による変敗の状況，調理による影響など考えると検討すべき事柄は数多くある．

　なお簡単に油脂の変敗を調査するには，チオバルビルツル酸，ヨウ化カリウムなどの試験紙が市販されている．

6. 水質検査（Water Quality tests）

6-1 硬度（Hardness）

　硬度とは水中のカルシウムイオン（Ca^{2+}）とマグネシウムイオン（Mg^{2+}）の量を炭酸カルシウム（$CaCO_3$）の量に換算してmg/Lで表したものである．この給源は地質である．

　硬度は総硬度，一時硬度，永久硬度，カルシウム硬度，マグネシウム硬度の5種類がある．総硬度は水中のCa^{2+}とMg^{2+}の総量をいう．水を煮沸すると不溶性の炭酸塩を生じ，それに対応する硬度が低下する．これを一時硬度という．水を煮沸しても難溶性の沈殿にならない炭酸塩以外の硬度を永久硬度という．カルシウム硬度とマグネシウム硬度はそれぞれCa^{2+}とMg^{2+}の総量による硬度である．

1 測定意義

　硬水の障害については，ボイラー用水における缶石など種々知られている．硬水を飲料水にした場合のヒトに対する影響については明らかではない．わが国の水はほとんどが軟水で，硬度は衛生学的に特に重要ではない．

2 判定基準

　軟水と硬水の区別は明確ではない．わが国では一般に硬度が100mg/L未満の水を軟水（ヨーロッパでは200mg/Lまでは軟水という），100mg/L以上の水を硬水といっている．わが国の水道水の水質基準では300mg/L以下（水質管理目標設定項目では10mg/L以上，100mg/L以下）である．市販のミネラルウォーター（テーブルウォーター，ボトルドウォーター）に硬度の基準はない．

3 測定法

　試料水をpH10に緩衝液で調整した後，エリオクロムブラックT（EBT）を指示薬として，エチレンジアミン四酢酸二ナトリウム（EDTA）で滴定し，Ca^{2+}とMg^{2+}量の和を求め，これを炭酸カルシウムに換算しmg/Lで表す．本法は総硬度の測定法である．

　　1）試薬

　　　・アンモニア緩衝液：塩化アンモニウム67.5gをアンモニア水570mLに溶かし，水を加えて全量を1,000mLにする．

　　　・EBT指示薬：EBT0.5gと塩酸ヒドロキシルアミン4.5gをエタノール100mLに溶かす．褐色ビンに入れ，冷暗所に保存する．

　　　・0.01M塩化マグネシウム溶液：塩化マグネシウム（$MgCl_2 \cdot 6H_2O$）2.04gに新たに煮沸して冷却した水を加えて1,000mLとする．

　　　・0.01M EDTA溶液：市販品を希釈して使用する．

2）操作

① 濁っている場合はあらかじめろ過して透明な試料水100mLをホールピペットで三角フラスコにとる．
② 塩化マグネシウム溶液1mL，緩衝液2mLを加えて，よく混和する．
③ 指示薬としてのEBTを5～6滴加える．
④ 直ちにEDTA溶液で試験溶液が青色を呈するまで滴定する．

＊①の試料水に鉄，銅，亜鉛が存在する場合は10％シアン化カリウム（KCN）溶液を数滴加える．KCNはマスキング剤として加えるが，わが国の水には銅などは少なく，またKCNは猛毒なのでこの操作は省略する．

```
┌─────────────┐
│  試 料 水   │  100mL（ホールピペット）
└─────────────┘
       │   0.01M塩化マグネシウム溶液　1mL（ホールピペット）
       │   アンモニア緩衝液　2mL（ホールピペット）
       │   EBT指示薬　5～6滴（駒込ピペット）
       ▼
┌─────────────────────┐
│ 0.01M EDTA溶液で滴定 │  溶液の色が赤色から青色に変化するまで滴定（ビュレット）
└─────────────────────┘
       │
       ▼
┌─────────────┐
│    計 算    │
└─────────────┘
```

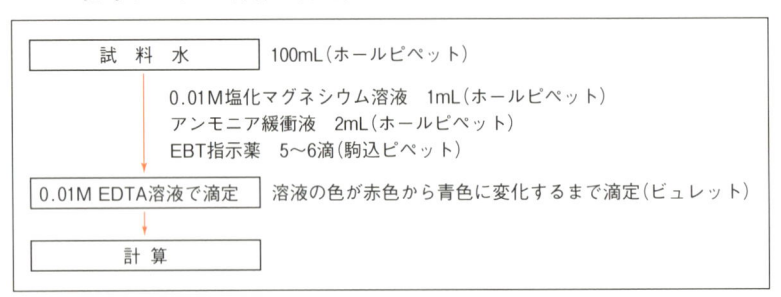

図1-15 硬度の測定

3）計算

$$\text{総硬度（CaCO}_3\text{のmg/L）} = (Bf - 1) \times \frac{1{,}000}{\text{試料水mL}}$$

B：EDTA溶液のmL数
f：EDTA溶液のファクター

+1 プラスワン

学校の水道水，自宅から水道水を持参させて硬度を測定する．わが国の水道水の硬度は60～80mg/Lが大部分である．地域差や季節性は少しあるので確認する．また，産地の異なる市販ミネラルウォーター（輸入品を含む）を購入して硬度を測定，表示と比較する．

6-2 残留塩素 (Residual chlorine)

　残留塩素とは，水中に溶存している遊離残留塩素（主に次亜塩素酸）と結合残留塩素（クロラミン）をいう．水を液体塩素などで消毒すると生成する．

　水の塩素消毒は上水道では液体塩素，小規模な浄水施設，プールなどでは次亜塩素酸ナトリウムが使用される．

　水に液体塩素を溶かすと，次のように次亜塩素酸（HOCl）が生成する．

$$H_2O + Cl_2 \rightarrow HOCl + HCl$$

HOClは水のpHに影響され，酸性ではHOClで存在するが，中性付近ではClO⁻（次亜塩素酸イオン）が増加し，アルカリ性ではすべてがイオンになる．

　次亜塩素酸ナトリウムの場合は，以下のように加水分解する．

$$H_2O + NaOCl \rightarrow HOCl + NaOH$$

　結合残留塩素は水中にアンモニアやアミノ酸が存在すると，塩素と反応して生ずる．カルキ臭は結合残留塩素が原因である．

　殺菌力は次亜塩素酸が最も強く，次いで次亜塩素酸イオン，結合残留塩素の順である．塩素の殺菌作用の機構は，次亜塩素酸が細菌の細胞質膜を透過して細胞質内の核酸や酵素を酸化あるいは破壊するためと考えられている．

1 測定意義

　水道水は衛生上で必要な措置として，塩素消毒が義務付けられている．水道法施行規則で残留塩素の下限値が定められており，下限値を上回っていることを確認する．

2 判定基準

　残留塩素の下限値は「給水栓における水が遊離残留塩素を0.1mg/L以上，結合残留塩素の場合は0.4mg/L以上保持するように塩素消毒すること．ただし，給水する水が病原生物に著しく汚染されるおそれがある場合，または病原生物に汚染されたことを疑わせるような生物，もしくは物質を多量に含むおそれがある場合の給水栓における水の遊離残留塩素を0.2mg/L（結合残留塩素の場合は1.5mg/L）以上とする」となっている．

3 判定基準

　残留塩素測定器を用いて，残留塩素を含む水にDPD試薬（N, N-ジエチルパラフェニレンジアミン）を加えると，残留塩素の濃度に応じて淡赤色〜赤紫色を呈する反応に基づいて測定する．

　　1）試薬

　　　・DPD粉体試薬（緩衝剤と発色剤が混合されている）

　　　・ヨウ化カリウム

2）操作

① 2本の角型試験管のキャップをはずし，試験水を約20mL入れる．
② 角型試験管にキャップを取り付け，測定器の両端に入れる．
③ 別の角型試験管のキャップをはずし，試験水を10mL入れる．
④ DPD粉体試薬を③の試験管に入れ，キャップをしめてよく混和する．
⑤ 約5秒後に測定器の中央の穴に④の試験管を入れ，標準比色板と比較する．該当する標準色の遊離残留塩素濃度を求める（1分以内に測定）．
⑥ ⑤の試験管にヨウ化カリウムを付属の薬さじで1杯（0.1〜0.5g）加える．キャップをしてよく混和し，2分間放置する．
⑦ ⑥の試験管を標準比色板と比較し，総残留塩素を求める．結合残留塩素は総残留塩素から遊離残留塩素を引いた値である．

結合残留塩素（mg/L）＝総残留塩素（mg/L）−遊離残留塩素（mg/L）

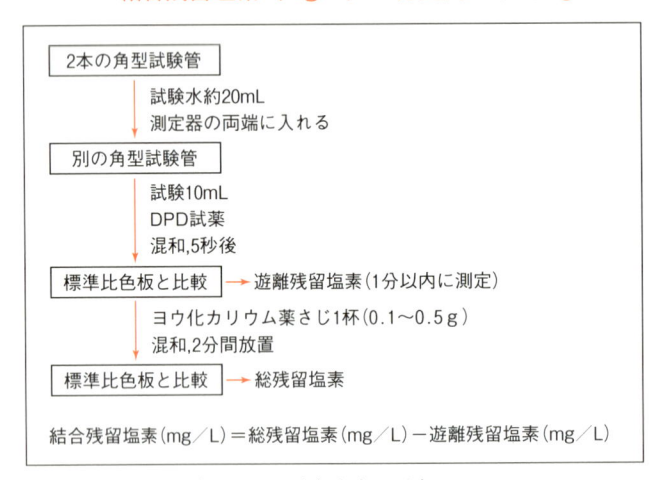

```
2本の角型試験管
   │ 試験水約20mL
   │ 測定器の両端に入れる
   ▼
別の角型試験管
   │ 試験10mL
   │ DPD試薬
   │ 混和,5秒後
   ▼
標準比色板と比較 → 遊離残留塩素（1分以内に測定）
   │ ヨウ化カリウム薬さじ1杯(0.1〜0.5g)
   │ 混和,2分間放置
   ▼
標準比色板と比較 → 総残留塩素

結合残留塩素(mg／L)＝総残留塩素(mg／L)−遊離残留塩素(mg／L)
```

図1-16 残留塩素測定器による残留塩素の測定

Ⅱ 食品微生物学実験

1. 滅菌と消毒
(Sterilization and Disinfection)

　滅菌とはすべての微生物を完全に殺すか，あるいはすべての微生物を除去することであり，ある環境中を無菌にすることをいう．消毒はあるものに付着している病原微生物のみを対象として，死滅させるか，あるいは感染能力を失わせることを意味する．
　微生物実験においては，器具や培地などを滅菌し無菌状態にすることと，滅菌後外部から細菌などの混入を防止することは重要である．

1-1　滅菌法

　滅菌法には次のような方法がある．器具や培地の種類により適当な方法を選ぶ必要がある．

火炎滅菌法　ガスバーナーの火の中に直接対象物（白金耳，白金線，試験管口など）を入れて灼熱し，滅菌する方法である．微生物実験では基本的な操作の一つである．

乾熱滅菌法　乾熱滅菌器を使用して，水分を含まない高熱空気によって滅菌する方法である．一般に160～170℃で30～60分間加熱する．高温に耐えうる器具のみの滅菌に用いられる．試験管やフラスコには綿栓（市販品にシリコン製や紙製のものがある）をし，シャーレ，ピペット，シリンダーなどは新聞紙やアルミホイルなどで包装して行う．シャーレやピペットには専用の滅菌缶があるので利用するとよい．この方法では綿栓や紙がわずかに焦げる程度で滅菌は十分である．注意としては高温になり過ぎないようにすることと，滅菌中や終了直後に扉を開けないことである．器具が急に冷却されて破損したり，紙に引火したりするので，器具が十分に（100℃以下）冷えてから取出すことである．

蒸気滅菌法

1) **常圧蒸気滅菌法**：コッホの蒸気釜などを使用して，100℃の水蒸気で滅菌を行うものである．高温高圧によって変質してしまうような物質を含む培地の滅菌に使用される．この方法では耐熱性の芽胞は死滅しないので，普通は間欠滅菌法が用いられる．これは通常100℃で30分間前後の加熱を1日1回，3日間行うものである．この際，加熱した後は常温に放置する必要がある．1回目の加熱で生き残った芽胞を発芽させて2回目で殺滅し，3回目で滅菌を完全にするという方法である．加熱する時は，綿栓がぬれないようにアルミホイルや硫酸紙で被って行う．

2) **高圧蒸気滅菌法**：オートクレーブ（高圧蒸気釜）を用いて，一般に2気圧，121℃の蒸気で滅菌する方法である．本法では耐熱性の芽胞も15～20分間，1回の加熱で死滅する．培地の滅菌には最もよく用いられる．滅菌の際は，綿栓がぬれないようにアルミホイルか硫酸紙で包み，終了後綿栓が乾燥するように直ちにおおいを取り除

く．滅菌終了後，急速に排気すると綿栓が飛んだり，培地が突沸するので排気は徐々に行う．

煮沸滅菌法 沸騰している熱湯を用いて15分以上加熱する方法である．細菌の芽胞は殺菌されないので，煮沸消毒のほうが一般的である．炭酸ナトリウムを数パーセントの割合で加えると，殺菌効果を高め，金属類の防サビ効果が得られる．

ろ過滅菌法 熱によって分解されたり，不安定な物質を含む溶液の滅菌に用いられる．細菌を通過させないろ過膜を用いて除菌する．最近では，セルロース製やテフロン製のメンブランフィルターがよく用いられている．その孔径は0.05〜14 μm で，多くの種類ものが市販されている．除菌には0.22 μm か0.45 μm のものが使用されている．また，超ろ過法と呼ばれる方法がある．限外ろ過膜（UF膜：Ultra Filtration Membrane）は孔径が0.01〜0.001 μm（10〜1 nm），逆浸透膜（RO膜：Reverse Osmosis Membrane）の孔径は約2 nmである．したがって，これらの膜でろ過すれば，ウイルスの中で最小のものでも約20 nmあるので細菌やウイルスを除去できる．

その他の滅菌法としては，紫外線照射，コバルト60のガンマ線照射，エチレンオキサイドガスなど多くの方法がある．

1-2 消毒法

化学的方法と物理的方法とがある．化学的消毒法は薬剤によるもので，細菌とくに病原菌を取扱う場合，手指，実験台，使用器具などを実験終了後消毒する際に実施する．以下によく使われる消毒薬を示した．物理的消毒法は前述の煮沸消毒法が代表的なものである．

アルコール エチルアルコールの70〜80％溶液が殺菌力が強いので，この範囲の濃度のものを用いる．主として手指などの皮膚の消毒に，アルコール綿としてよく用いられる．イソプロピルアルコールも使用される．

逆性石けん 陽性石けん（陽イオン界面活性剤）ともいう．塩化ベンザルコニウムと塩化ベンゼトニウムが代表的なものである．殺菌力が強く，無味・無臭であり，毒性も比較的弱い．手指の消毒などに広く用いられる．

クレゾール石けん液 1〜3％の水溶液として用いる．手指，器具などの消毒に用いられるが，特有の刺激臭があるので一般向きでない．

その他，消毒薬としてはフェノール，次亜塩素酸ナトリウム液，ホルマリンなど多くの種類のものがある．

2. 培地の作り方と種類 (Culture Media)

　微生物を人工的に増殖させる材料を培地（培養基）という．主成分は炭素化合物，窒素化合物，塩類，ビタミンなどで，pHや浸透圧も適当に調整されている．培地はその形状から，液体のものと固体のものとがある．固体培地は寒天を加えて固化したもので，使用目的によって高層，半（高層）斜面，斜面，平板などに分けられる．培地はその組成により，天然培地と合成培地に大別される．前者は動植物を利用するので，組成が明らかでないのに対し，後者は組成が明確なものだけで作製されている．培養目的によって増菌用培地，増殖用培地，分離選択培地，確認培地，保存培地に分類される．

2-1 培地の作り方

　各種の培地が，乾燥粉末状で市販されている．現在は微生物実験や細菌検査などで，ほとんどこれら市販品が利用されており，水に溶かすだけで使用できるので便利である．必要に応じてpH調整，ろ過などを行う．

　例として細菌の培養に用いられる液体培地のブイヨンと固体培地の普通寒天培地について，以下にその組成を示した．

ブイヨン

肉エキス　5g	ペプトン　10g
塩化ナトリウム　5g	精製水　1,000mL

　　肉エキス中に塩化ナトリウムが入っているものは，塩化ナトリウムの量を2～3gとする．水浴中で加温溶解し，滅菌後にpHが7.0～7.2になるように修正する．沸騰溶解後，蒸発水量を補正し，ろ紙でろ過して高圧蒸気滅菌（121℃，15分間）する．pHの調整は，10%塩酸と4%のNaOH液あるいは10% Na_2CO_3を用いてpH試験紙またはpHメーターでチェックして行う．

普通寒天培地　ブイヨンに精製粉末寒天を1.5～1.8%の割合となるように加え，pH7.0～7.2に修正し，高圧蒸気滅菌（121℃，15分間）する．

2-2 培地の滅菌

　一般に高圧蒸気滅菌法が最もよく使われる．間欠滅菌やろ過滅菌は補助的に行われる．

2-3 寒天培地の固め方

　使用目的によって以下のような固め方がある．いずれも滅菌した寒天培地（滅菌して保存していた培地は水浴で溶解する．しかし，通常は滅菌後にすぐ使用することが望ましい）が溶けているうちに操作する．

寒天斜面　図2-1に示すように分注，滅菌後ガラス棒などをささえにして斜めに固める．固まった後，斜面の底の部分にたまった液を凝結水という．凝結水のない乾燥した培地は使用できない．必要に応じて固め方を変えることがあり，それぞれ図2-1にように斜面寒天，半（高層）斜面寒天，高層寒天がある．

寒天平板　滅菌シャーレの蓋を少しずらして，溶けている滅菌寒天培地（培地の温度は50℃前後がよい）を，平板1枚当たり15〜20mLずつ入れ固める．凝固させるとき図2-2 (a)-1〜3にように，蓋をわずかに開いたまま放置して，培地面から発生する水分を蒸散させる．培地が固まり，水分が蒸散したら蓋を閉め，上下を逆さにして培地が上になるようにしておく．また，図2-2 (b)-1〜3のように，培地をシャーレに入れて固めた後，上下を逆さにして蓋から少しずらして，ふ卵器の中で培地を乾燥させてもよい．このように，培地表面の余分な水分を除去することは，独立集落を作らせるのに重要である．

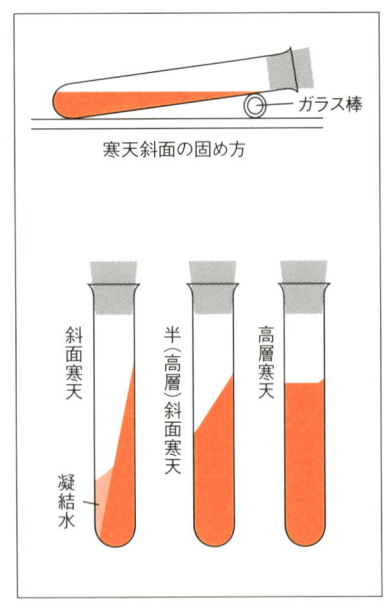

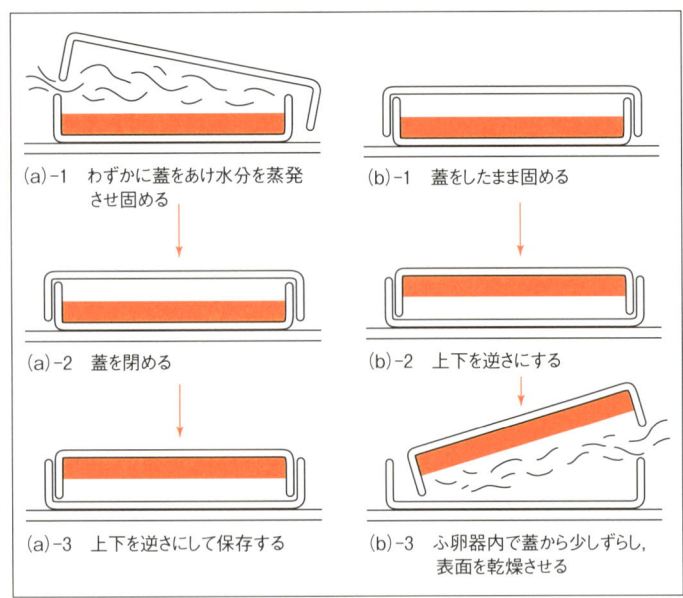

図2-1 試験管内における寒天培地の固め方

図2-2 寒天平面の作り方−固め方

(a)-1　わずかに蓋をあけ水分を蒸発させ固める
(a)-2　蓋を閉める
(a)-3　上下を逆さにして保存する

(b)-1　蓋をしたまま固める
(b)-2　上下を逆さにする
(b)-3　ふ卵器内で蓋から少しずらし，表面を乾燥させる

3. 培養法（Cultivation）

　微生物を人工的に培養するには，白金耳や白金線で釣菌して培地に移植し，適当な温度のふ卵器内で行う．培養温度は食中毒細菌などの病原菌は37℃であり，それ以外の腐敗などに関連している細菌は30℃が適当である．低温細菌や真菌では25℃やこれ以下の温度で培養される．ここでは好気性菌の培養法についてのみ述べる．

3-1 白金線，白金耳，白金カギの取扱い方

　微生物の培養操作には欠くことのできないもので，図2-3に示すような型をしている．菌の植え継ぎ，塗抹，分離培養，集落のかき取り（釣菌）などに用いられる．本来は白金の針金で作られていたが，高価なため電熱器用のニクロム線で代用している．白金線（耳，カギ）は使用前後に必ずガスバーナーで火炎滅菌する．滅菌した白金線（耳，カギ）は先端を培地の片隅または管壁に軽く触れて冷ましてから使用する．生菌がついているときは直接火炎に入れると菌が飛び散る危険があるので，白金部分をあらかじめ5％フェノールで洗浄後，火炎滅菌する．あるいは図2-4に示すように，まずニクロム線（白金）の中央部を熱して菌を乾燥炭化させた後，還元炎の中に入れ徐々に酸化炎に移して焼く．次いで柄の金属部の半分近くまで垂直のままゆっくり火炎を通して滅菌を終了させる．

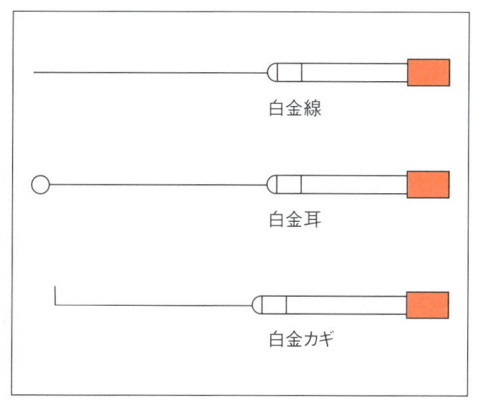

図2-3　白金線の種類

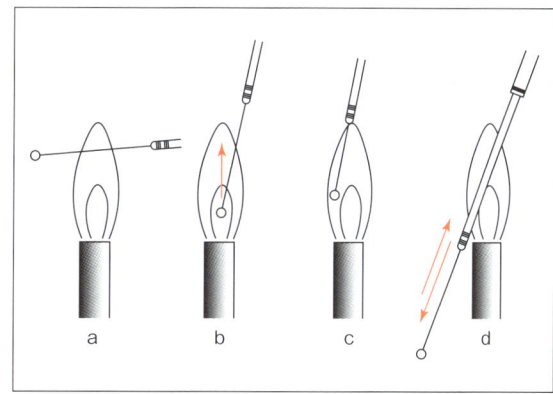

図2-4　白金耳の火炎滅菌の手順

3-2 分離培養法

　分離培養法はいろいろな菌が混在しているような材料から個々の菌に分離して独立した集落を作らせ，純培養菌をとるために行われる．材料中に存在している菌全部を分離する場合と目的とする菌をみつけるために行う場合とがある．それぞれの目的にあった培地，培養法を用いる必要がある．

平板培地塗抹法　滅菌シャーレに加温溶解した培地を流し込み，凝固させて寒天平板を作る．白金耳に検査材料をつけ，図2-5に示したように塗抹する．いずれの場合も白金耳上の細菌を希釈するために行うもので，画線のどこかの部分に独立した集落ができるように工夫している．塗抹の際は空中落下菌が培地面に付着しないような位置で行う．白金耳の代わりにガラス棒でできているコンラージ棒で塗抹する方法もある．

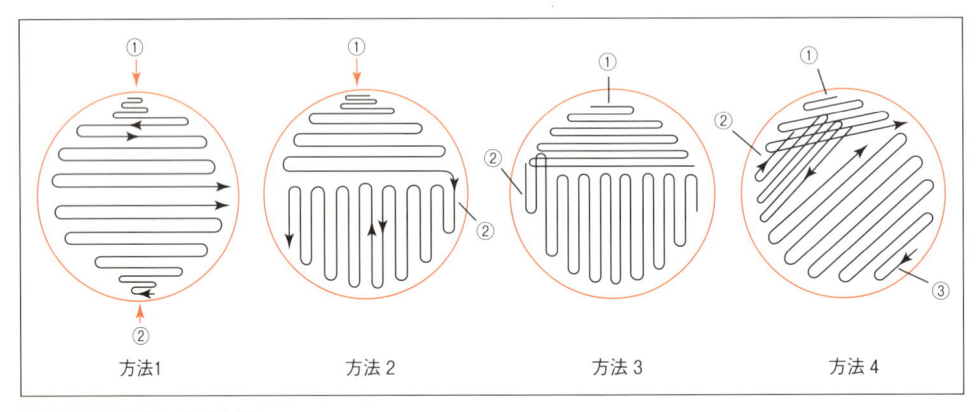

図2-5　画線培養の塗抹方法
方法3，4では①から②へ移るとき，白金耳を火炎滅菌し培地の片隅で冷ました後，①から材料をとって塗抹するとよい．

　一般に本法は，分離選択培地という目的の菌以外の菌の増殖を阻害または抑制し，分離したい菌の増殖を支持する成分を加えた培地で行われる．この培地は目的の菌が形態的特徴をそなえた集落となるような作用をもつ成分を加えていることが多い．食品衛生学領域で代表的なものとして，SS培地，マンニット食塩培地，TCBS培地などがある．

平板混釈法　検査材料中の生菌数測定などに広く利用されている．材料を適当に希釈し，その一定量を滅菌シャーレに入れ，加熱溶解して約50℃に保った寒天培地を加えて十分混和し凝固させる．平板が固まった後，表面に少量の寒天培地を重層し，すべて深部集落にしたほうが観察しやすい．

3-3 純培養法

　1個の独立した集落は，1個の細菌から増殖したものであると考えられる．独立集団から釣菌して適当な培地に移植し，1種類の細菌のみの集団を作らせることを純培養という．

斜面培養法　分離培養から細菌をとる場合は，白金線または白金耳を用いて独立集落の一部に軽く触れる．純培養菌の移植の場合は集落の一部をかきとる．斜面寒天培地の凝結水中で混和した後，下から上へ軽く直線，あるいは蛇行の線をひき塗抹する（図2-6）．

穿刺培養法　高層寒天培地では，菌をつけた白金線を中央深くまっすぐ突き刺す（図2-7（a））．

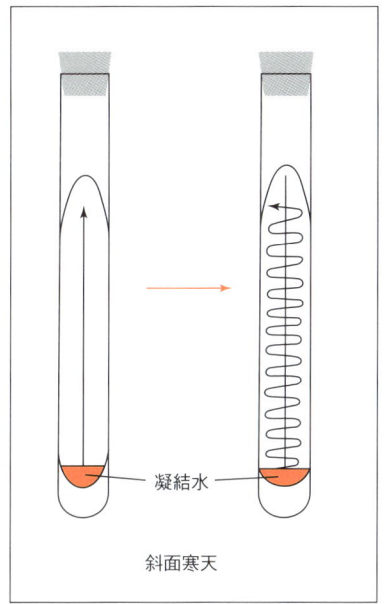

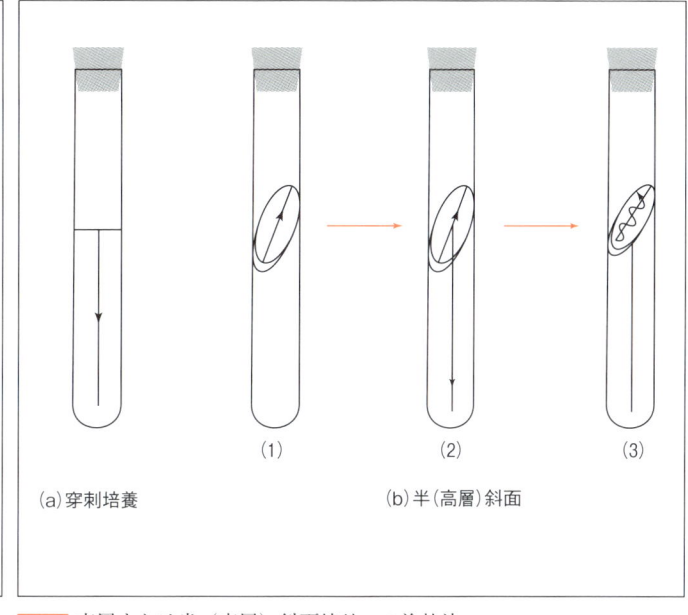

図2-6 寒天斜面への塗抹法

図2-7 高層または半（高層）斜面培地への塗抹法

　半（高層）斜面寒天培地では図2-7（b）に示すように，斜面部中央に1本画線し，次いで高層部に白金線を突き刺した後，斜面部にジグザクに塗抹する．

液体培養法　菌のついた白金耳で，管壁と液面との境界線付近で菌を懸濁し移植する．

4. 形態観察
(Morphological Observation)

分離した細菌が，どういう菌なのかを決定することを同定という．菌の同定には，その細菌の培養所見と形態学的検査とをまず行い，さらに生化学的検査などを適用して，分類していく過程をとる．

4-1 培養所見

菌を培養した時，固体培地では表面，深部などの集落の観察，液体培地では発育の状態を濁りの程度などでみる．

平板培地表面の集落　集落はそれぞれの菌によって特徴的な形態を示す．以下に所見について記載すべき要点を述べる．材料としては後述する空中落下菌や手指の細菌検査で培養した平板で行うとよい．

　　①大きさ：直径　　mm　②外形：円形，楕円形，紡錘形，不規則など　③色：無色，色素産生（白，黄，橙，赤色など）　④表面隆起：半球形状，扁平状，中央凸状，中央凹状など⑤辺縁：平滑，波状，糸状，鋸歯（きょし）状など　⑥構造：均質，顆粒状，葉脈状など

斜面培地　①発育の程度　②隆起　③表面の状態　④色　⑤臭など

液体培地　①発育の程度（濁度）　②発育の分布（表面の菌膜，沈殿，集塊など）　③臭気，着色など

4-2 顕微鏡による観察

細菌は非常に微小なので，顕微鏡で観察して初めてその形態を知ることができる．顕微鏡には光学顕微鏡と電子顕微鏡とがある．前者は明視野，暗視野，ケイ光，位相差顕微鏡がある．微生物実験では，主に明視野顕微鏡を使用するので，以下にこの顕微鏡について述べる．

図2-8 顕微鏡の構造と各部の名称
①本体：A－台足，B－支柱　②拡大装置：C－接眼レンズ（倍率×5，×10，×15），D－対物レンズ（乾燥系として倍率×10，×40，油浸系として×100…レンズの下端に黒線とHIとある），E－転換器（レボルバー）③照明装置：F－光源，G－集光器，H－集光器上下ねじ，I－絞り　④焦点調節装置：J－粗動ねじ，K－微動ねじ　⑤標本安定装置：L－ステージ，M－十字移動装置

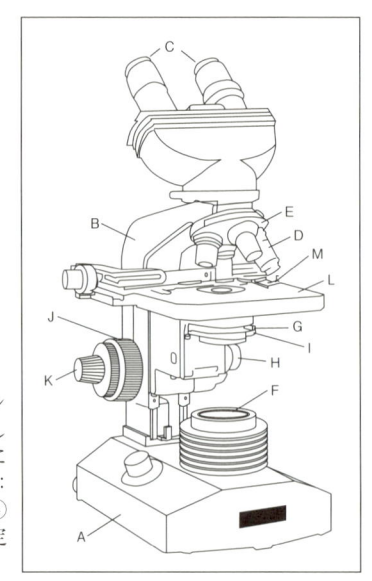

顕微鏡の使用法　顕微鏡は精密器械であるから注意して取扱う必要がある．
① 顕微鏡を机上あるいは実験台におく．
② 光源のスイッチを入れ，標本や倍率に応じて適度な明るさに調節する．
③ ピントを調節するには標本をステージにセットし，対物レンズを弱拡大（×10）にして横からのぞきながら粗動ねじを動かし，ステージを標本すれすれの位置まで上げる．
④ 接眼レンズをのぞきながら粗動ねじを動かし像を現す．次に微動ねじでピントを合わせる．
⑤ 高倍率にするときは転換器（レボルバー）を回転して切り換える．この際，高倍率のピントは微動ネジの調節のみで合うように調整されている．

　油浸系レンズを用いる場合も上記と同様に低倍率でピントを合わせてから，標本面にツェーデル油（イマージョンオイル）を数滴滴下し，転換器で油浸系レンズに切り換え，微動ねじでピントを合わせる．

顕微鏡取扱い上の注意
① もち運びは支柱を右手でもち，左手の台足の下に添えて行う．
② レンズに直接指を触れない．
③ 標本面とレンズが接触すると，故障や破損などの原因となるので注意する．
④ レンズの汚れはブラシで払う．ツェーデル油（イマージョンオイル）を使用した時は，レンズペーパーまたは糊抜きしたガーゼでふきとった後，少量のキシレン（またはエーテル：アルコール＝7：3）をつけたガーゼなどでぬぐう．
⑤ 湿気やほこりを避けて保管する．

4-3　鏡検標本の作り方

無染色標本
1) **普通無染色標本**：スライドグラスとカバーグラスとの間に検体をはさんで鏡検する方法である．主に真菌，寄生虫卵などの検査に利用される．
2) **懸滴標本**：鞭毛をもつ菌の固有運動と鞭毛のない菌の分子運動（ブラウン運動）との違いを観察するために作られる．

　a) 方法（図2-9）
① ホールグラスの凹部の周囲にワセリンを薄く塗る．
② カバーグラスの中央部に，1白金耳の液体培養液をとる（固体培地上の菌は生理食塩水を1滴おき，培地上から白金線で菌を少量とり，浮遊させる）．
③ ホールグラスを裏返して検体が凹部の中央にくる位置で，カバーグラスを軽く押えワセリンと密着させる．
④ カバーグラスが上にくる正常な位置に戻す．

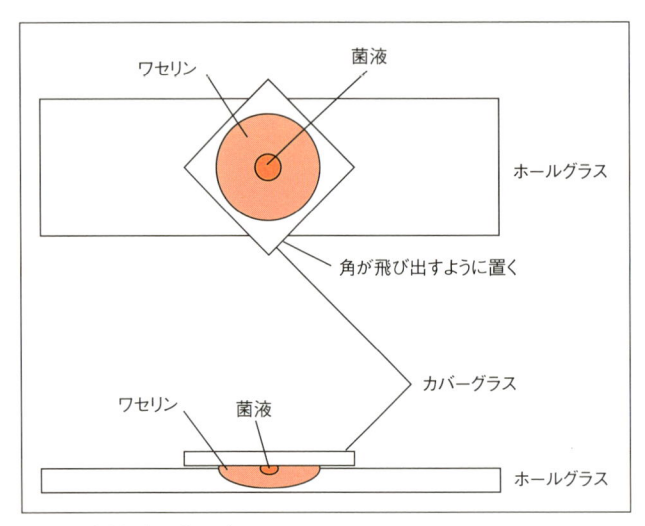

図2-9 懸滴標本の作り方

b) 鏡検
① 弱拡大で標本の水滴の辺縁部を捜しピントを合わせる．
② 油浸系レンズに切り換えピントを合わせる．
③ 集光器を下げ，絞りを絞って視野を暗くする．
④ ホールグラスをわずかにずらして滴内を観察する．

生菌が飛び散る危険性があるので，対物レンズでカバーを破損しないよう注意する．

染色標本 色素によって菌体を染色して鏡検するもので，無染色標本では見にくい形態的特徴などを観察する．

1) 染色液の調製

ⓐ 色素原液

染色は多くの場合，塩基性色素を用いる．色素粉末の95％エタノール飽和液を原液という．95％エタノール100mLに対する色素粉末の量を以下に示した．

① フクシン原液：塩基性フクシン約11g
② メチレンブルー原液：メチレンブルー約5g
③ ゲンチアナバイオレット原液：ゲンチアナバイオレット約7g
④ サフラニン原液：サフラニン約2.5g
⑤ クリスタルバイオレット原液：クリスタルバイオレット約10g

これらの原液はかっ色びんにいれて密栓し，冷所に保存しておけば安定なので長期間保存できるので便利である．

ⓑ 主な普通染色液

① Ziehlのフェノールフクシン液：フクシン原液10mL　5％フェノール水溶液100mL　混和後ろ過する．
② Pfeiffer液：Ziehlのフェノールフクシン液を精製水で5〜10倍に希釈したもの．
③ Löfflerのアルカリ性メチレンブルー液：メチレンブルー原液30mL　0.01％水酸

化カリウム溶液　100mL混和後ろ過する．
- ④ **フェノールゲンチアナバイオレット液**：ゲンチアナバイオレット原液10mL　5％フェノール溶液100mL　混和後ろ過する．
- ⑤ **Huckerのシュウ酸アンモニウム・クリスタルバイオレット液**：クリスタルバイオレット原液20mL　1％シュウ酸アンモニウム溶液80mL　混和後ろ過する．
- ⑥ **サフラニン液**：サフラニン原液を精製水で10倍に希釈したもの．

ⓒ 媒染剤
- ① **ルゴール（ヨウ素・ヨウ化カリウム）液**：ヨウ化カリウム2gを5～10mLの精製水に溶解し，これにヨウ素1gを加えて溶かした後，精製水を加えて300mLとする．かっ色びんに入れる．グラム染色に用いられる．
- ② **3～5％硫酸**：芽胞（がほう）染色に用いられる．

ⓓ 脱色液
- ① **95％エタノール**
- ② **3％塩酸アルコール**
- ③ **1～3％硫酸**　①はグラム染色，②③は芽胞染色に用いられる．

2）単染色

抗酸性菌以外の大多数の細菌は単染色で染まる．染色する菌は新たに培養したものを用い，培養の古いものは染色性が悪くなるので使用しない．単染色は染色の基本となるもので次の順序で行われる．

塗抹→乾燥→固定→染色→水洗→乾燥→鏡検

- ① **塗抹**：脱脂したスライドグラス（3％塩酸アルコールに浸しておき，使用時火炎上を通過させ，アルコール分を燃すとよい）に白金耳で菌を塗抹する．液体培養のものはそのまま塗る．固体培地上の菌の塗抹は，スライドグラス上に滅菌精製水（または水道水）を1滴おき，ごく微量の菌を白金耳でとり混和して薄い層にする（乾燥後，塗抹部分がわずかにくもる程度）．
- ② **乾燥**：空気中で自然乾燥する．
- ③ **固定**：塗抹面を上にしてガスバーナーの火炎の中をゆっくり3～4回通し，菌体タンパク質の熱変性を起こさせスライドグラス上に固定する．
- ④ **染色**：塗抹面に色素液を滴下し，1～2分間染色する．普通使われる染色液はLöfflerのアルカリ性メチレンブルー液，Pfeiffer液，サフラニン液である．
- ⑤ **水洗**：染色液をスライドグラスをかたむけて捨て，水道水を塗抹面の裏から静かに流して洗浄水が無色となるまで洗う．
- ⑥ **乾燥**：スライドグラスをろ紙の間にはさんで軽く押え水分をとった後，空気中で乾燥する．
- ⑦ **鏡検**：弱拡大でピントを合わせ，菌が適度に散在している場所を探した後，油浸系レンズで鏡検する．

3）複染色

ⓐ グラム染色

細菌はこの染色法によって陽性菌と陰性菌とに大別される．細菌の同定に欠かすことのできない重要な染色法である．鏡検の結果，濃紫色に染まる菌がグラム陽性，桃赤色に染まるものがグラム陰性である．グラム染色にはいくつかの方法がある．ここでは現在広く利用されているHuckerの変法を示す．

① 塗抹，乾燥，固定：単染色と同じ要領で行う．
② 染色：Huckerのシュウ酸アンモニウム・クリスタルバイオレット液で1分間染色する．
③ 水洗：単染色と同じ要領で行う．
④ ルゴール液媒染：標本面にルゴール液を繰り返しかけて1分間作用させた後水洗する．
⑤ 脱色：95％エタノールを用い，標本面から色素が溶出しなくなるまで脱色する．30秒間作用させ水洗する．
⑥ 後染色（対比染色）：サフラニン液（またはPfeiffer液）で1分間染色し水洗する．
⑦ 乾燥，鏡検

表2-1 グラム陽性および陰性を示す主な菌属

		陽性菌	陰性菌
桿菌	芽胞（＋）	*Bacillus*（セレウス菌，枯草菌など） *Clostridium*（ボツリヌス菌，ウエルシュ菌，破傷風菌など）	
	芽胞（－）	*Corynebacterium*（ジフテリア菌など） *Mycobacterium*（結核菌など） *Lactobacillus*（ブルガリア菌など）	*Pseudomonas*（緑膿菌など） *Vibiro*（腸炎ビブリオ，コレラ菌など） *Salmonella*（ゲルトネル菌，ネズミチフス菌など） *Escherichia*（大腸菌など） *Shigella*（赤痢菌） *Proteus*
球菌		*Staphylococcus*（黄色ブドウ球菌，表皮ブドウ球菌など） *Micrococcus* *Streptococcus*（溶血性連鎖球菌など） *Sarcina*	*Neisseria*（リン菌，髄膜炎菌など）
その他		*Molds*（糸状菌類） *Yeast*（酵母）	*Spirochaeta*（スピロヘータ） *Rickettsia*（リケッチア） *Protozoa*（原虫類）

グラム染色の菌の性状による染色性の違いは明らかではない．グラム陽性菌は細胞壁に脂質が少ないために，エタノールによりクリスタルバイオレットが溶出しにくい．これに対し，グラム陰性菌の細胞壁はリン脂質などが多いため，エタノールで色素が溶出して脱色されるものと考えられている．表2-1にグラム陽性および陰性を示す主な菌属を示した．

グラム染色は技術が未熟であると判定に間違いを起こすので，十分に練習する必要がある．誤りを避けるには，同じスライドグラス上にブドウ球菌（グラム陽性菌）と大腸菌（グラム陰性菌）とを一緒に塗抹し，染色して確認するとよい．

ⓑ 芽胞染色法

芽胞を形成する細菌は好気性菌の*Bacillus*属と嫌気性菌の*Clostridium*属の2菌属にほぼ限られている．芽胞は通常の染色法では染まり難いので加温染色する．ここではMöller法について述べる．芽胞は赤色，菌体は青色に染まる．

① 塗抹，乾燥，固定
② 媒染：3～5％硫酸を2～5分間作用させた後，十分に水洗する．
③ 前染色：Ziehlのフェノールフクシン液で2～3分間加温染色し，放冷後水洗する．
④ 脱色：1～3％硫酸溶液で数秒間（3～5秒）脱色し，直ちに水洗する．
⑤ 後染色：Löfflerのアルカリ性メチレンブルー液で1分間染色する．
⑥ 水洗，乾燥，鏡検

ⓒ 鞭毛染色

鞭毛染色はかなり困難な染色である．鞭毛は振とう，加温，酸処理などの作用で菌体から離れやすいので注意して操作する．鞭毛染色は種々あるが，ここでは比較的簡単でよく染まるLeifson法を示す．鞭毛，菌体ともに赤色に染まる．

染色液の調製

1.5％塩化ナトリウム溶液，3.0％タンニン酸溶液，色素原液（パラロザニリン酢酸塩0.9g，パラロザニリン塩酸塩0.3gを95％エタノール100mLに溶解）の3種の溶液を等量に混合する．

染色方法

① 塗抹：スライドグラスはよく脱脂されているものを用いる．菌液をスライドグラス上でかきまわさないこと．
② 自然乾燥：固定はしない．
③ 染色：約10分間行った後，水洗する．
④ 乾燥，鏡

4）細菌の大きさの測り方

自然界には様々な大きさの細菌が存在するが，一般に球菌では直径1μm前後，桿菌は2×0.5μm程度のものが多い．細菌の中で最小である霊菌は0.5×0.7μm，大きいものではウェルシュ菌が1×4～8μm程度の大きさである．単位はμm（マイクロメーター）で，1μmは1/1,000mmである．

細菌の大きさは顕微鏡に接眼ミクロメーターと対物ミクロメーターを取り付けて測定する．

① 接眼ミクロメーター：0.1mm幅の目盛りのついた円形のガラス板である．これを接眼レンズの内部にはめこんで使用する．
② 対物ミクロメーター：0.01mm（10μm）幅の目盛りの線がきざまれているスライドグラスである．
③ 計測法：接眼ミクロメーターを装置し，次いで対物ミクロメーターをステージ上に置く．油浸系で鏡検し対物ミクロメーターの目盛りが鮮明になるようにす

る．接眼ミクロメーターの目盛りが対物ミクロメーターの何目盛りに相当するかを求めて，接眼ミクロメーターの目盛りのその拡大における長さを算出する．細菌の大きさは，接眼ミクロメーターの何目盛りあるかを見て求める．

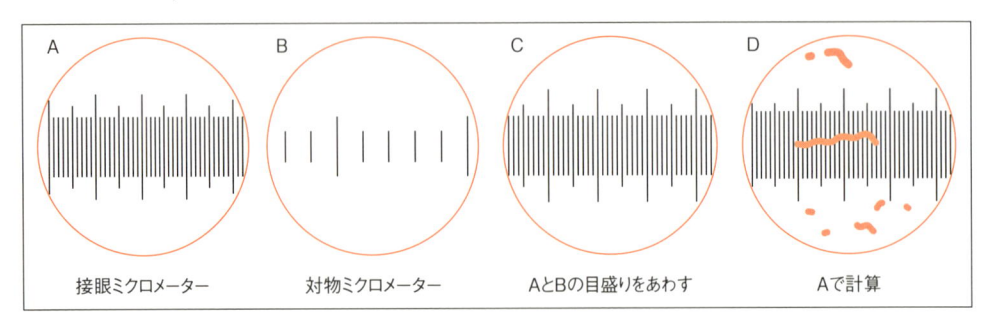

A	B	C	D
接眼ミクロメーター	対物ミクロメーター	AとBの目盛りをあわす	Aで計算

図2-10 ミクロメーター

5. 食品の細菌検査法
(Bacteriological Examination of Foods)

　食品と関係のある微生物は細菌，酵母，カビなどである．これらの微生物は発酵に関係する有益なものもある．一方，腐敗や病原性に関与し，ヒトなどに危害を与えるものもある．食品は環境，特に土壌，水など，また製造加工などに起因する微生物により汚染を受ける．

5-1 細菌数測定

　食品中の細菌数の検索法は，総菌数測定と生菌数測定に大別される．

総菌数測定法（Breed法）

　総菌数とは顕微鏡によって食品などの材料中に含まれている細菌やカビなどを全て数えたものである．生乳と生クリームの総菌数測定法に用いられるBreed法，カビや酵母数の測定法であるHelber法（トーマ氏の血球計算板を利用）とHaward法（ハワード・カビ計数板を使用）がある．ここではBreed法について述べる．

1) **測定意義**：染色された細菌を全て測定するため，死滅した細菌も当然含まれることから，生菌数より常にその数値は大きくなる．乳製品やかん詰のように加熱殺菌処理した食品では，加熱以前の原料の衛生状態や取扱いの良否などを推定することができる．本法は培養法に比べ短時間で結果が得られる利点がある．

2) **測定方法**：一定量の検査材料（0.01mL）をスライドグラス上の一定面積（1 cm^2 = 100mm^2）に均一に塗抹する．乾燥，固定，染色した後，鏡検することによって細菌数を推定する方法である．

　ⓐ **試薬，器具，器械**
　　① **Newman氏染色液**：テトラクロロエタン40mLと無水エタノール54mLとを混合して70℃に加温後，メチレンブルー1.0～1.2gを加えて色素を完全に溶解する．冷後，氷酢酸6 mLを徐々に加え，ろ過して用いる．
　　② **誘導板**：100mm^{2}の正方形の区画がついているスライドグラスである．
　　③ **ピペット**：0.01mL（10μL）を正確に採取できる牛乳用のミクロピペットなどを使用する．
　　④ **塗抹針**：検査材料を100mm^{2}の面積に均一に塗抹するための先のとがった針がついている有柄針を使用する．白金カギでも代用できる．
　　⑤ **乾燥器，対物ミクロメーター，スライドグラス，ピンセット，顕微鏡**

　ⓑ **顕微鏡の視野面積の測定**
　　検査材料1 mLの総菌数として算出するが，それには視野面積を測定しておく必要がある．視野面積をだすには，対物ミクロメーター（0.01mm幅の目盛りの線がきざまれ

ているスライドグラス）を顕微鏡のステージにおき，油浸系レンズで視野の直径を測定する．

多くの場合，顕微鏡の視野直径は0.18mm（18目盛りに相当・目分量で0.1目盛りまで読む）程度である．この場合，視野面積（0.09×0.09×3.14）は約0.025mm^{2}である．これは検査材料塗抹部の1/4,000（100mm^2÷0.025）に相当する．したがって，視野中の細菌数に4,000を乗ずると100mm^2（0.01mL）中の菌数となる．これに100を乗じて1mL当たりの菌数とする．この4,000×100，すなわち400,000を顕微鏡係数という．

ⓒ 塗抹標本の作り方

① 塗抹：検査材料をよく振って均一にした後，ミクロピペットで検査材料の0.01mLをとり，誘導板の上に重ねたスライドグラス上に排出し，火炎滅菌した塗抹針で100mm^{2}の区画内に均一に塗抹する．

② 乾燥：自然乾燥した後，乾燥器（40〜45℃）内で加温乾燥する．

③ 染色：Newman氏液に瞬間的に浸し，余分な液を振り落として水洗する（この液で染色，固定，脱脂を同時に行うことができる）．

④ 乾燥，鏡検

ⓓ 鏡検法

① 細菌の数え方：視野中の細菌を1個1個と数える個体法と双状・連鎖状などの菌塊を1個として数える菌塊法とがある．通常は個体法による．

② 細菌数の計算方法：塗抹辺縁の2〜3視野の菌数を数え，表2-2に示した視野数を測定し，1視野平均菌数を算出する．

検査材料1mLの総菌数は1視野平均菌数に顕微鏡係数を乗じて算出する．1視野の平均菌数が9.6ならば，顕微鏡係数400,000を乗じて総菌数とする．9.6×400,000＝3,840,000となる．有効数字は上位2ケタとし，上位3ケタ目は四捨五入して，それ以下を0で示す．この場合1mL当たりの総菌数は3,800,000（3.8×10^6，380万）となる．

表2-2　1視野の平均細菌数と測定視野数の関係

1視野の平均細菌数 \ 視野の直径	0.206 mm	0.178 mm	0.160 mm	0.146 mm
0〜3	64	85	107	128
4〜6	32	43	53	64
7〜12	16	21	27	32
13〜25	8	11	13	16
26〜50	4	5	7	8
51〜100	2	3	3	4
100以上	1	1	2	2

この表は牛乳の規格を検定するときに使用する表であり，細菌数の測定のためには，上記視野の2倍を鏡検せねばならない．

3）**結果と考察**：乳および乳製品の成分規格などに関する省令（乳等省令）において，生乳と生山羊乳は細菌数が直接個体鏡検法で1mL当たり400万以下と定められている．ほかの牛乳などは生菌数が定められている．

生菌数測定法

　　生菌数とは，ある一定の条件下（栄養素，培養温度，培養時間など）において発育した菌数のことである．このことは，すべての生菌が集落を作るということと，1個の生菌が1個の集落を作るという仮定に基づいて菌数を算出する．生菌数測定法には，平板混釈法，平板培地塗抹法，メンブランフィルター法などがある．この内，食品中の中温菌を対象とする標準平板菌数（SPC：Standard Plate Count）が最も一般的である．

　食品衛生法で検査法の規定のある食品については，表2-3に示す試料量，希釈水，培養温度・時間に従う必要がある．一般の食品では以下の方法に従って行う．

表2-3　食品衛生法に基づく細菌数，好気性芽胞菌数測定のための試料量，希釈水および培養条件

食品名	試料量	希釈水 種類	希釈水 量	培養温度	培養時間
乳および乳製品	原液，10g	滅菌生理食塩水	全量　100mL	32〜35℃	48±3時間
アイスクリーム類	10g	滅菌生理食塩水	90mL	32〜35℃	48±3時間
粉末清涼飲料	10g	滅菌リン酸緩衝希釈水	全量　100mL	35±1℃	24±2時間
氷雪	融解水	規定なし		35±1℃	24±2時間
氷菓	10mL	滅菌生理食塩水	90mL	35±1℃	48±3時間
冷凍ゆでだこ	25g	滅菌リン酸緩衝希釈水	225mL	35±1℃	24±2時間
生食用冷凍鮮魚介類	25g	滅菌リン酸緩衝希釈水	225mL	35±1℃	24±2時間
冷凍食品	25g	滅菌リン酸緩衝希釈水	225mL	35±1℃	24±2時間
生食用かき	200g以上	滅菌リン酸緩衝希釈水	試料と同量	35±1℃	24±2時間
食肉製品[1]	25g	滅菌ペプトン加生理食塩水	225mL	35±1℃	24±2時間
ミネラルウォーター[2]	100mL		希釈なし	35±1℃	24±2時間
容器包装詰加圧加熱殺菌食品[3]	25g	滅菌リン酸緩衝希釈水	225mL	35±1℃	48±3時間
砂糖，デン粉，香辛料[4]	5g	滅菌ペプトン加生理食塩水	全量　100mL	35±1℃	48±3時間

[1]：流通，販売されている加熱製品および特定加熱製品の指導基準
[2]：メンブランフィルター法
[3]：無菌試験＝チオグリコール酸塩培地使用
[4]：食肉製品，鯨肉製品，魚肉ねり製品の原材料として添加するもので芽胞数を測定

1) **測定意義**：食品中の生菌数の測定は，以下の目的で行われる．

　① **食品の保存性の判定（鮮度の判定）**
　② **食品の安全性の判定**
　③ **食品が衛生的に取り扱われたか否かの判定**

　　生菌数を測定して鮮度の良否を判定することは無理な場合もあるが，腐敗を判定する重要な指標となる．一般に食品1g当たりの生菌数が10^7〜10^8に達した時に初期腐敗に入ったとみなされる．食品の取り扱いや保蔵方法が不適当であると，その食品の生菌数は衛生的な条件下に置いた食品の生菌数より通常高い値を示す．生菌数が多いということは，その食品が不適当な取り扱いをうけたことを意味する．さらに細菌の混入あるいは増殖を許した条件では，病原菌が混入し増殖している可能性も高いことを示す．わが国では乳等省令や食品の規格基準などで，乳および乳製品，生鮮食品，飲料水などについて，一般生菌数が定められており危害防止対策の一助とされている．

2) **標準平板菌数**：本法は食品試料を希釈し，その一定量をシャーレに入れ，標準寒天培地と混和，凝固させ，一定温度で一定時間培養した後，集落数を測定して食品中の生菌数を算出するものである．

   ⓐ 培地，試薬，器具など

   ① 標準寒天培地：

酵母エキス 2.5g	ペプトン 5g	ブドウ糖 1g
寒天 15g	精製水 1,000mL	pH 6.9〜7.3

   ② 滅菌希釈水：希釈水は一般に生理食塩水またはリン酸緩衝食塩水を用いる．試料の食品が加熱や冷凍による損傷菌の存在が考えられる場合には0.1％ペプトン加生理食塩水の使用を推奨する．いずれの希釈水を用いる場合も高圧蒸気滅菌する．

   ・**生理食塩水**－塩化ナトリウム8.5gを精製水1,000mLに溶解する（0.85％ NaCl溶液）．

   ・**リン酸緩衝食塩水**－リン酸一カリウム（KH_2PO_4）34gを精製水500mLに溶解し4％水酸化ナトリウム溶液（NaOH40gを精製水1,000mLに溶解する）の約175mLを加えてpH7.2に調整した後，精製水を加えて全量を1,000mLとする．これを原液としてこの液1mLに生理食塩水800mLの割合で混合する．

   ・**0.1％ペプトン加生理食塩水**－ペプトン1gと塩化ナトリウム8.5gを精製水1,000mLに溶解する．

   ③ ストマッカーとストマフィルター，あるいはブレンダーと滅菌ブレンダーカップ

   ④ 滅菌シャーレ

   ⑤ 滅菌1mLメスピペット

   ⑥ 滅菌（薬包紙，ピンセット，薬サジ，はさみ，メスなど）

   ⑦ ふ卵器

   ⓑ 検液の調製

   操作はすべて無菌的に行う．運搬や保存する時は4℃以下で行い，速やかに（4時間以内）試験する．試料が固体の場合は4分法などでなるべく均質にする．

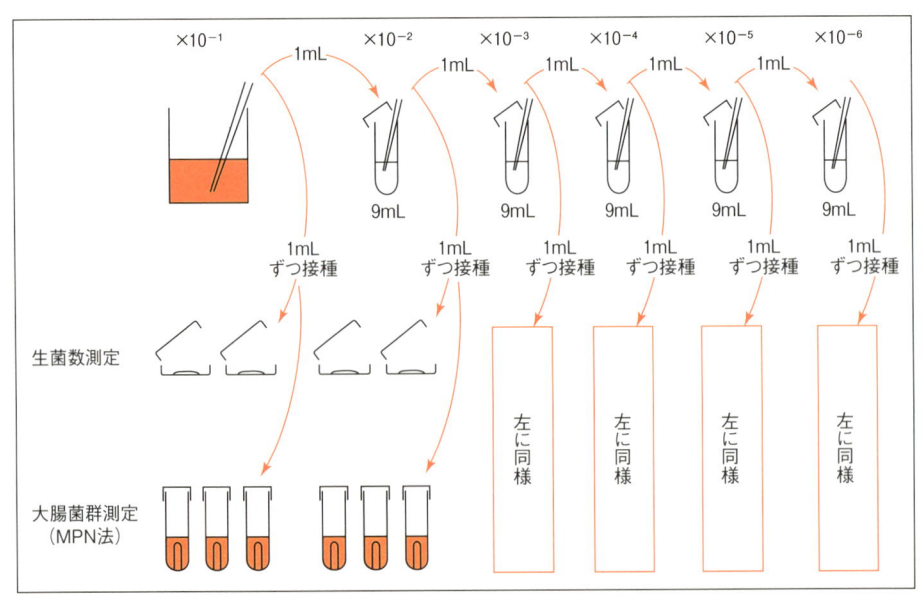

図2-11 生菌数および大腸菌群・大腸菌測定法（希釈試料の調整および接種）

① 固体試料では10gを無菌的に秤量しストマフィルターに入れ，滅菌希釈水90mLを加えストマッカーでホモジナイズ（通常は30秒間）して，10倍希釈液を作製する．さらに，図2-11に示すように，この10倍希釈液の1mLを滅菌メスピペットでとり，9mLの滅菌希釈液に入れて，100倍希釈液を作製する．以下，同様に希釈段階検液を作製する（一般に1,000,000倍＝10^6倍まで作製する）．
　固体試料25gを秤量し，滅菌希釈水225mLを加えてホモジナイズする方法もある．
② 液体試料ではよく振り混ぜ（25回程度），希釈水で10倍希釈液を作製し，以下固体試料と同様に希釈段階検液を作製する．

ⓒ 操作法

① 各希釈段階検液の1mLを滅菌シャーレ2枚ずつに入れる（シャーレの蓋に希釈濃度を記入しておく）．
② 滅菌した後，約50℃に保持しておいた標準寒天培地[註1]の15～20mLを各シャーレに無菌的に入れ，検液とよく混和し寒天を凝固させる[註2]．この際に培地がシャーレの蓋に付着しないように注意する[註3]．
③ 各シャーレは倒置して，36±1℃で24時間あるいは48時間培養する[註4]．
④ 培養後，1平板当たり30～300個の集落が得られたものについて集落数を数える．
⑤ 2枚の平板の集落数を平均し，希釈倍数を乗じて，食品1g（または1mL）当たりの生菌数を算出する．記載は高位から3ケタ目を四捨五入して，2ケタのみを記載しそれ以下は0を付ける．例を表2-4に示した．

表2-4 標準平板菌数における生菌数測定例

試　料	各希釈における集落数		両希釈における集落数の比*	35℃における標準培養生菌数
	100倍	1,000倍		
1	175	16	—	19,000
	208	17		($1.9×10^4$)
2	322	23	—	30,000
	278	29		($3.0×10^4$)
3	296	32	—	31,000
	378	24		($3.1×10^4$)
4	138	42	2.4	15,000
	162	30		($1.5×10^4$)
5	274	35	1.4	30,000
	230	拡散集落**		($3.0×10^4$)

＊：2段階の集落数を試料同量中の集落数に換算し，菌数の多いものと少ないものとの比（2倍以上の場合は少ないほうとする）
＊＊：1平板の1/2以上を占めるもの（1/2以下の場合は数えてもよい）

[註1] 標準寒天培地を恒温水槽に入れて，約50℃に保持する．
[註2] 平らな台の上で8の字を描くように回して混和させるとよい．
[註3] 培地が凝固した後，この上に少量（約5mL）の培地を注ぎ，全体をおおうようにするとよい（重層という）．
[註4] 食肉，魚介類などの低温で流通する食品では30±1℃で72±3時間培養したほうがよいという考え方がある．これは中温菌のみでなく，低温菌も同時に測定できるからである．

3) **低温細菌数**：低温細菌とは発育適温に関係なく，低温でも発育可能な菌群のことである．国際的に統一された定義はない．実用的には，冷蔵庫内の温度帯である5～7℃で比較的速やかに増殖する細菌の総称である．

   ⓐ 測定方法

   標準平板菌数の測定方法に準じて混釈培養する．ただし，培養温度・時間を25±1℃，72±3時間とする．

4) **耐熱性細菌数（細菌芽胞数）**：一定条件の加熱処理で生き残り，一定の培養条件において発育する好気性芽胞形成菌の集落数をいう．食品衛生法では100℃で10分間の加熱に耐えうる菌と規定している．

   ⓐ 測定方法

   標準平板菌数の検液の調製の項で調製した10倍希釈液の一定量を滅菌試験管にとり，沸騰水浴中で10分間加熱した後，標準平板菌数の測定法に準じて実施する．

5) **結果と考察**：学生実験では各班毎に様々な実験材料について生菌数を測定し，表2-5～2-11と比較する．その他，生食用の魚介類と調理用の魚介類，肉とその挽肉，肉や魚を用いて前日から室温放置したものと冷蔵庫保管したものとを比較する．

表2-5 各種食品の細菌数検査成績（1993～2002年度の10年間）

対象食品	検査件数	細菌数/g									細菌数不適数(%)
		<10	10^1	10^2	10^3	10^4	10^5	10^6	10^7	10^8	
成分規格											
魚肉ねり製品	648	484	91	42	13	8	7	3	―	―	・
食肉製品（ホカ）	108	85	12	7	2	2	―	―	―	―	・
食肉製品（カホ）	586	351	143	54	22	9	4	2	1	―	・
アイスクリーム*	726	312	192	123	72	20	7	―	―	―	7 (1.0)
冷凍食品（カカ）	219	84	63	54	14	3	―	1	―	―	1 (0.5)
冷凍食品（カミ）	195	13	21	56	62	30	7	6	―	―	2 (1.0)
措置基準											
加熱済そうざい	3,570	1,193	861	759	488	186	58	21	4	―	83 (2.3)
未加熱そうざい	1,742	88	117	259	429	461	280	90	18	―	108 (6.2)
洋生菓子	1,183	131	184	260	290	182	82	35	19	―	136 (11.5)
すし種・刺身	893	2	9	57	280	298	191	53	3	―	56 (6.3)
豆腐	470	17	35	86	162	115	41	13	―	1	21 (4.5)
和生菓子	462	49	82	89	107	76	40	16	1	2	25 (5.4)
ゆでめん	454	33	44	99	142	95	21	14	5	1	41 (9.0)
調理パン	376	13	43	55	84	80	78	20	3	―	23 (6.1)

ホカ：包装後加熱食肉製品
カホ：加熱後包装食肉製品
カカ：凍結前加熱済・加熱後摂取冷凍食品
カミ：凍結前未加熱・加熱後摂取冷凍食品
＊：アイスミルク（乳固形分のうち乳脂肪分3.0%以上）とラクトアイス（乳固形分3.0%以上）を含む
神　眞知子ら6名：東京健安研セ年報，55，139（2004）

表2-6 各種市販食品の大腸菌群および大腸菌検査成績（1993～2002年度の10年間）

対象食品	検査件数	大腸菌陽性数(%)	大腸菌群・定性陽性数(%)	大腸菌群数/g								大腸菌群数不適数(%)
				<10	10^1	10^2	10^3	10^4	10^5	10^6	10^7	
成分規格												
魚肉ねり製品	648	・	17(2.6)	・	・	・	・	・	・	・	・	・
食肉製品（ホカ）	108	・	1(0.9)	・	・	・	・	・	・	・	・	・
食肉製品（カホ）	586	0	・	・	・	・	・	・	・	・	・	・
アイスクリーム*	726	・	84(11.6)	・	・	・	・	・	・	・	・	・
冷凍食品（カカ）	219	・	0	・	・	・	・	・	・	・	・	・
冷凍食品（カミ）	195	0	・	・	・	・	・	・	・	・	・	・
措置基準												
加熱済そうざい	3,570	2(0.06)	・	3,184	206	120	49	6	4	1	—	60 (1.7)
未加熱そうざい	1,742	6(0.3)	・	911	307	330	143	37	12	1	1	88 (5.1)
洋生菓子	1,183	1(0.08)	・	849	179	114	36	2	3	—	—	155 (13.1)
すし種・刺身	893	3(0.3)	・	373	246	198	51	21	4	—	—	38 (4.3)
豆腐	470	0	・	411	37	17	5	—	—	—	—	14 (3.0)
和生菓子	462	0	・	403	27	10	13	5	4	—	—	22 (4.8)
ゆでめん	454	0	・	377	54	13	8	1	1	—	—	23 (5.1)
調理パン	376	0	・	219	64	54	30	7	2	—	—	39 (10.4)

ホカ：包装後加熱食肉製品
カホ：加熱後包装食肉製品
カカ：凍結前加熱済・加熱後摂取冷凍食品
カミ：凍結前未加熱・加熱後摂取冷凍食品
*：アイスミルク（乳固形分のうち乳脂肪分3.0%以上）とラクトアイス（乳固形分3.0%以上）を含む
神　眞知子ら6名：東京健安研セ年報，55，139(2004)

表2-7 市販カット野菜の一般生菌数の実態

菌数（CFU/g）	検体数	総検体数に対する（%）	累進検体数	累進（%）
<100*	16	3.6	16	3.6
101～1,000	18	4.0	34	7.6
1,001～10,000	64	14.2	98	21.8
10,001～100,000	84	18.7	182	40.5
100,001～1,000,000	101	22.4	283	62.9
1,000,001～10,000,000	124	27.6	407	90.5
>10,000,001	43	9.5	450	100.0
総　合　計	450	100.0	—	—

*：平板上に検出されず
小沼博隆：食品衛生研究，45(7)，26(1995)

表2-8 市販野菜の一般生菌数の実態

菌数（CFU/g）	検体数	総検体数に対する（%）	累進検体数	累進（%）
<100*	0			
101～1,000	10	6.5	10	6.5
1,001～10,000	12	7.7	22	14.2
10,001～100,000	24	15.5	46	29.7
100,001～1,000,000	64	41.3	110	71.0
1,000,001～10,000,000	31	20.0	141	91.0
>10,000,001	14	9.0	155	100.0
総　合　計	155	100.0	—	—

*：平板上に検出されず
小沼博隆：食品衛生研究，45(7)，26(1995)

表2-9 市販カット野菜の大腸菌群汚染実態

菌数（CFU/g）	検体数	総検体数に対する（%）	累進検体数	累進（%）
<10*	67	14.9	67	14.8
11～100	91	20.2	158	35.0
101～1,000	83	18.4	241	53.5
1,001～10,000	75	16.7	316	70.2
10,001～100,000	72	16.0	388	86.2
100,001～1,000,000	48	10.7	436	96.9
>1,000,001	14	3.1	450	100.0
総合計	450	100.0	―	―

*：平板上に検出されず
小沼博隆：食品衛生研究, 45(7), 26(1995)

表2-10 市販野菜の大腸菌群汚染実態

菌数（CFU/g）	検体数	総検体数に対する（%）	累進検体数	累進（%）
<10*	19	12.3	19	12.3
11～100	26	16.8	45	29.1
101～1,000	43	27.7	88	56.8
1,001～10,000	41	26.5	129	83.3
10,001～100,000	24	15.4	153	98.7
100,001～1,000,000	2	1.3	155	100.0
>1,000,001	0	0.0	―	―
総合計	155	100.0	―	―

*：平板上に検出されず
小沼博隆：食品衛生研究, 45(7), 26(1995)

表2-11-1 うずら卵の一般生菌数

検体＼菌数	陰性	<300	$300≦～≦10^3$	$10^3<～≦10^4$	$10^4<～≦10^5$	$10^5<～≦10^6$	$10^6<$	合計
表面液	0	25(7.0%)	7(2.0%)	61(17.0%)	76(21.1%)	106(29.5%)	84(23.4%)	359
卵液	275(76.8%)	43(12.0%)	18(5.0%)	18(5.0%)	3(0.9%)	1(0.3%)	0	358

表面液：卵1個あたりの菌数，卵液：1g当たりの菌数

表2-11-2 うずら卵の大腸菌群

検体＼菌数	陰性	$≦10^2$	$10^2<～≦10^3$	$10^3<$	合計
表面液	331(92.2%)	8(2.3%)	7(1.9%)	13(3.6%)	359
卵液	355(99.1%)	2(0.6%)	1(0.3%)	0	358

表面液：卵1個あたりの菌数，卵液：1g当たりの菌数
鎌田正人：食品衛生研究, 43(10), 77(1993)

> **+1 プラスワン**
>
> 卒業論文，セミナーなどでは生菌数測定で様々なことが考えられるが，以下にいくつかの例を示す．
> a. 冷凍食品の生菌数，特に低温細菌数と中温細菌数との比較
> b. 冷凍食品の解凍過程における生菌数の変化
> c. 冷凍食品の保存温度による菌数の消長
> d. 調理食品の食塩濃度の違いによる生菌数の経時変化
> e. 温蔵庫に食品を保管した場合における生菌数の経時変化
> f. 化学的検査（VBN，K値など）と生菌数との比較
> g. 加熱調理食品の中温菌と耐熱性細菌数との比較

5-2 大腸菌群測定

大腸菌群の定義 　大腸菌群とは衛生学領域で使用される用語で，グラム陰性の無芽胞の桿菌で，乳糖を分解して酸とガスを産生する全ての好気性または通性嫌気性の細菌群をいう．この菌群には大腸菌（*Escherichia coli*），*Citrobacter*，*Klebsiella*，*Enterobacter* などが含まれる．

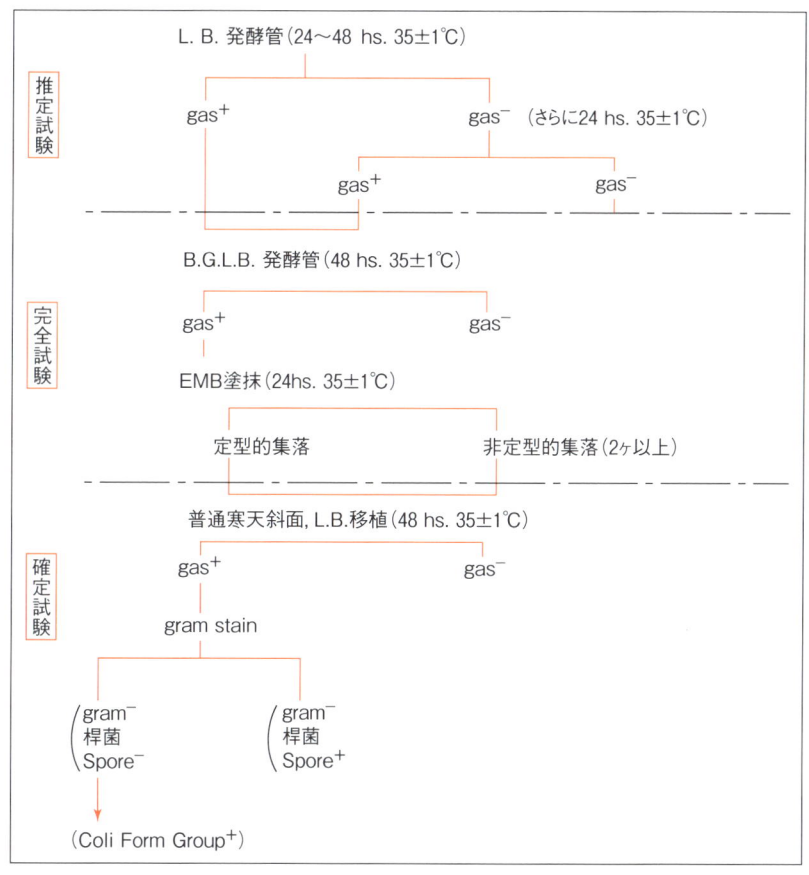

```
                    L. B. 発酵管 (24～48 hs. 35±1℃)
推定試験        ┌──────────────┴──────────────┐
              gas⁺                         gas⁻ （さらに24 hs. 35±1℃）
                                    ┌────────┴────────┐
                                  gas⁺              gas⁻
─ ─ ─ ─ ─ ─ ─ ─ ─ ─ ─ ─ ─ ─ ─ ─ ─ ─ ─ ─ ─ ─ ─ ─ ─ ─ ─ ─ ─
                    B.G.L.B. 発酵管 (48 hs. 35±1℃)
完全試験        ┌──────────────┴──────────────┐
              gas⁺                          gas⁻
              EMB 塗抹 (24 hs. 35±1℃)
         ┌─────────┴─────────┐
      定型的集落          非定型的集落 (2ヶ以上)
─ ─ ─ ─ ─ ─ ─ ─ ─ ─ ─ ─ ─ ─ ─ ─ ─ ─ ─ ─ ─ ─ ─ ─ ─ ─ ─ ─ ─
              普通寒天斜面, L.B.移植 (48 hs. 35±1℃)
確定試験       gas⁺                        gas⁻
              gram stain
         ┌────────┴────────┐
      (gram⁻             (gram⁻
       桿菌               桿菌
       Spore⁻)            Spore⁺)
         ↓
      (Coli Form Group⁺)
```

図2-12 大腸菌群の定性試験

大腸菌群の測定意義　食品中に大腸菌群が存在するということは，何らかの原因で糞便汚染のあることを示唆する．これらの菌群が検出される食品は，起源が同じである消化器系感染症や食中毒などの病原菌に汚染されている可能性が考えられる．食品衛生上からは病原菌の検索より容易な大腸菌群の検査で食品の安全性を計る指標としての意義がある．近年は消化器系感染症の発生が激減していることと本菌群が自然界に広く分布していることがわかってきた．このことから食品が不潔な取り扱いを受けたり，不適当な加熱処理，加熱処理後の二次汚染などを示す指標として検査するようになってきている．

大腸菌群の測定法　発酵管法と寒天平板法とがある．食品衛生法で検査法に規定のある食品では表2-12に示す使用培地，培養温度，時間に従う．

表2-12 食品衛生法に基づく大腸菌群および大腸菌検査のための培養条件

検査項目	食品名	使用培地	培養温度	培養時間
大腸菌群	アイスクリーム類	デソキシコレート寒天培地	32〜35℃	20±2時間
	発酵乳，乳酸菌飲料	デソキシコレート寒天培地	32〜35℃	20±2時間
	バター，バターオイル，	デソキシコレート寒天培地	32〜35℃	20±2時間
	プロセスチーズ，濃縮ホエイ			
	上記以外の乳・乳製品	BGLB 培地	32〜35℃	48±3時間
	氷雪，清涼飲料水，粉末清涼飲料	LB 培地	35±1℃	48±3時間
	氷菓	デソキシコレート寒天培地	35±1℃	20±2時間
	食肉製品（包装後加熱），鯨肉製品，魚肉ねり製品	BGLB 培地	35±1℃	48±3時間
	冷凍ゆでだこ，生食用冷凍鮮魚介類	デソキシコレート寒天培地	35±1℃	20±2時間
	冷凍食品（無加熱，冷凍前加熱済み，加熱後摂取[1]）	デソキシコレート寒天培地	35±1℃	20±2時間
大腸菌	食肉製品（乾燥，非加熱，特定加熱，加熱後包装）	EC 培地	44.5±0.2℃	24±2時間
	冷凍食品（冷凍前未加熱，加熱後摂取[2]）	EC 培地	44.5±0.2℃	24±2時間
	生食用カキ	EC 培地[3]	44.5±0.2℃	24±2時間

[1]：冷凍直前加熱
[2]：冷凍直前加熱以外のもの
[3]：5本法MPNを行い確認培養は実施しない

発酵管法　発酵管法は食品のように試料に細菌の発育栄養素が含まれている場合はBGLB（ブリリアントグリーン乳糖胆汁ブイヨン）培地を用いる．水など試料中の栄養素が乏しいものはLB（乳糖ブイヨン）を用いる．この方法は培地中の乳糖が分解されてガスが生じるかどうかを試験するものであり，培地を入れた試験管中にダーラム管を入れておき，これにガスを捕集するものである．発酵管法には一定量の食品中の大腸菌群の有無を決定する定性試験と確率論的に菌数を算出して最確数（Most Probable Number：MPN）で示す定量試験とがある．本法ではEMB（エオジンメチレンブルー）培地を用いた確定試験，次いで完全試験という3段階を行い大腸菌群の有無を試験する．ただし，BGLB培地を用いる定量試験では，BGLB培地がLB培地に比べ選択性が高いので，確定試験および完全試験を行わないで最確数を求めることも行われている．

1）培地，試薬，器具など

① **LB（乳糖ブイヨン）培地：**

| 肉エキス 3g | ペプトン 10g | ブロムチモールブルー 0.024g |
| 乳糖 5g | 精製水 1,000 mL | pH 7.0～7.4 |

均等浮遊液とした後，ダーラム管を入れた中試験管に10mLずつ分注し高圧蒸気滅菌する．滅菌後は流水中で急冷する．ダーラム管に気泡がないことを確認する．

② **BGLB（Brilliant Green Lactose Bile）培地：**

| ペプトン 10g | 乳糖 10g | ウシ胆汁末 20g |
| ブリリアントグリーン 0.0133g | 精製水 1,000mL | pH 7.0～7.4 |

LB培地と同様に10mLずつダーラム管を入れた試験管に分注する．以下LB培地と同様に滅菌．ダーラム管に気泡がないことを確認する．

③ **EMB（Eosin Methylene Blue）培地：**

ペプトン 10g	乳糖 10g	リン酸二カリウム 2g
エオジンY 0.4g	メチレンブルー 0.065g	寒天 18g
精製水 1,000mL	pH 6.6～7.0	

高圧蒸気滅菌した後，平板にする．大腸菌群は黒色で金属光沢またはかっ色の集落を作る．

④ **普通寒天培地：**

| 肉エキス 5g | ペプトン 10g | 塩化ナトリウム 5g |
| 寒天 15g | 精製水 1,000mL | pH 7.0～7.4 |

加温溶解後，中試験管に約10mLずつ分注して高圧蒸気滅菌して，寒天斜面とする．

⑤ **その他**

白金耳，スライドグラス，グラム染色液一式，顕微鏡，その他のものは生菌数の測定の項と同様である．

2）検液の調製

生菌数の測定の項と同様に調製する．

3）定性試験

推定試験，確定試験，完全試験の3段階に分けて行う．本書では食品中の大腸菌群の測定ということで，前述のように栄養素を含む試料に適するBGLB培地を用いる試験法を記述する．

① **推定試験**

生菌数の測定に際して調製した検液の一定量[註1]をBGLB培地に接種し，36±1℃で48時間[註2]培養する．ダーラム管にガスの発生がみられたものを推定試験陽性とし，ガスがみられないものは推定試験陰性とする．

② **確定試験**

推定試験陽性の発酵管からEMB培地に画線塗抹する．36±1℃で24時間培養して，

[註1] 10倍希釈液の1mLあるいは試料1gを用いて通常はBGLB培地2本を使用する．
[註2] 24時間培養で判定可能な場合もある．

定型的な集落（黒色またはかっ色）がみられた場合に確定試験陽性とする．

③ 完全試験

EMB培地上の定型的な集落または非定型的なものについては大腸菌群に近似の集落を，LB培地と普通寒天斜面培地に移植して36±1℃で培養する．LB培地でガスの発生（48時間以内）があったものについて，これに対応する寒天斜面上集落をグラム染色し，グラム陰性の無芽胞の桿菌であれば完全試験陽性とする．

4）定量試験

① 最確数法

生菌数の測定の項で調製した10倍毎の段階希釈検液の1 mLを各々3本[註3]ずつのBGLB培地に接種する．36±1℃で48時間（24時間で判定可能な場合もある）培養し，ガス発生のあったものについては，定性試験と同様に完全試験まで行い，大腸菌群の有無を確認する．

② 最確数の求め方

各段階希釈検液を接種した試験管のうち，ガス発生を認めたものを記録し，最確数表（表2-13）から算出する．表2-13は3本法3段階希釈による試料100mL（g）当たりの最確数である．

実際には3段階以上の接種を行うのが一般的であるので，ガス発生試験管数の取り扱い方は表2-14のように行う．

　　例Ⅰ：3本陽性を示す最小接種量からとる．
　　例Ⅱ：陽性となった接種量を中間にする．
　　例Ⅲ：最小有効接種量より1ケタ少ない接種量において陽性が認められた場合
　　　　　には最小接種量における陽性管数を上位段階に加える．

表2-13 最確数表（3本法）（出現頻度の高い陽性管数の組合わせ）

陽性管数			最確数	95%信頼限界		陽性管数			最確数	95%信頼限界	
10mL	1mL	0.1mL	100mL	下限	上限	10mL	1mL	0.1mL	100mL	下限	上限
0	0	0	<3			3	0	0	23	4	120
0	0	1	3	<0.5	9	3	0	1	39	7	130
0	1	0	3	<0.5	13	3	0	2	64	15	380
1	0	0	4	<0.5	20	3	1	0	43	7	210
1	0	1	7	<0.5	21	3	1	1	75	14	230
1	1	0	7	1	23	3	1	2	120	30	380
1	1	1	11	3	36	3	2	0	93	15	380
1	2	0	11	3	36	3	2	1	150	30	440
2	0	0	9	1	36	3	2	2	210	35	470
2	0	1	14	3	37	3	3	0	240	36	1300
2	1	0	15	3	44	3	3	1	460	71	2400
2	1	1	20	7	89	3	3	2	1100	150	4800
2	2	0	21	4	47	3	3	3	>1400	400	∞
2	2	1	28	10	150						

註3　各々を5本のBGLB培地に接種する方法もあるが省略した．

表2-14 最確数の取り扱い例（3本法）

	試料接種量（mL）				MPN (/100mL)
	10	1.0	0.1	0.01	
例Ⅰ	3	<u>3</u>	<u>2</u>	<u>0</u>	93
例Ⅱ	<u>0</u>	1	0	0	3
例Ⅲ	<u>3</u>	2	1	1	210

数字はガス発生試験管数で，下線を付したものが有効数である．

段階希釈検液では以下のように換算する．ガス発生試験管数が希釈検液の100倍（×10^2）で3本，1,000倍（×10^3）で3本，10,000倍（×10^4）で2本，100,000倍（×10^5）で0本であったとすると，陽性管数は順番に3，3，2，0となる．最確数表から93を求めることができる．この93は10,000倍（×10^4）（1mL中の試料量10^{-4}g）の希釈液1mL中の大腸菌群の最確数である．したがって，試料100g当たりの最確数は93×10^4（9.3×10^5）である．食品の場合は最確数を1g当たりで示すので，9.3×10^3/g（1g当たり9,300）となる．

寒天平板法 寒天平板法はデソキシコレート寒天培地（デスオキシコレート寒天培地ともいう）などを用いて生菌数の測定と同様な方法で混釈培養し，赤色集落を数えて定量するものである．なお，デソキシコレート寒天培地での定性試験は赤色集落をBGLB培地に接種し，ガスが産生すれば大腸菌群陽性としてよい．

1）培地，器具など

① デソキシコレート寒天培地：

> ペプトン　10g　　乳糖　10g　　デソキシコール酸ナトリウム　1g
> 塩化ナトリウム　5g　　リン酸二カリウム　2g　　クエン酸鉄アンモニウム　2g
> ニュートラルレッド　0.033g　　寒天　15g　　精製水　1,000mL　　pH 7.0〜7.4

加温溶解して用いる（高圧蒸気滅菌不可）．

② 滅菌シャーレ
③ その他は生菌数の項と同様

2）検液の調製

生菌数の項と同様に調製する．

3）操作法

① 各希釈段階検液の1mLを滅菌シャーレ2枚ずつに入れる．
② 約50℃に保持しておいたデソキシコレート寒天培地の15〜20mLを各シャーレに無菌的に入れ，検液とよく混和して寒天を凝固させる．
③ 培地が凝固した後，この上に少量の培地を注ぎ全体を被うようにする．
④ 各シャーレは倒置して36±1℃で20±2時間培養する．
⑤ 培養後，定型的な暗赤色の集落が1平板当たり30〜300個得られたものについて集落数を数える．
⑥ 2枚の平板の集落数を平均し，希釈倍数を乗じて，食品1g（または1mL）当たり

の大腸菌群数を算出する．記載は高位から3ケタ目を四捨五入し2ケタのみを記載し，それ以下は0を付ける．

本法においても，疑わしい集落をEMB培地を用いて確認試験，次いで完全試験を実施して，大腸菌群であることを確認するが，通常本培地は選択性が高いために実施しないことがある．

5-3 糞便性大腸菌群の測定

大腸菌群のうち，動物の腸管由来（糞便由来）のものを検索する方法で，ECテストともいう．大腸菌群の中で*Escherichia coli*（大腸菌）が最も耐熱性が高いことを利用して，44.5±0.2℃で培養するものである．

1 培地，器具など

① EC（*Escherichia coli*）培地：

ペプトン	20g	乳糖	5g	ウシ胆汁酸塩	1.5g
リン酸二カリウム	4g	リン酸一カリウム	1.5g	塩化ナトリウム	5g
精製水	1,000mL	pH	6.8〜7.0		

ダーラム管を入れた中試験管に10mLずつ分注し高圧蒸気滅菌する．

② その他の培地，器具などは大腸菌群測定の発酵管法と同様である．

2 検液の調製

生菌数の測定の項と同様に調製する．

3 操作法

① 10倍毎の段階希釈検液の1mLを，各々5本ずつのEC培地に接種する．
② 恒温水槽を用いて，44.5±0.2℃[注1]で24±2時間培養する．
③ ガスの発生のあったもの[注2]について記録し，最確数表（表2-15）から糞便性大腸菌群MPN値を算出する．表2-15は5本法3段階希釈による試料100mL（g）当たりの最確数である．実際には3段階以上の接種を行うので，ガス発生試験管数の取り扱いは表2-16のように行う．

近年，合成酵素基質を用いて大腸菌と大腸菌群を同時に検出できる培地が次々と開発され，市販されている．これは大腸菌のみが保有するβ-グルクロニダーゼによって分解され発色またはケイ光を発する酵素基質（例：MUG＝4-メチルウンベリフェリル-β-D-グルクロニドなど）を加えた培地を用いて測定する方法である．一方，大腸菌群が保有するβ-ガラクトシダーゼを利用する方法として酵素基質（例：ONPG＝o-ニトロフェニル-β-D-ガラクトピラノシド，XGAL＝5-ブロモ-4-クロロ-3-インドリル-β-D-ガラクトピラノシドなど）を用いるものが開発され，利用されている．これらの酵素基質が添加されている培地を使用することにより，検査に要する時間を短縮でき，煩雑

[注1] この温度以上では大腸菌（*E. coli*）も増殖できにくく，この温度以下ではほかの細菌が増殖するので，温度管理は厳密にする．恒温水槽を用いて温度誤差0.2℃以下でなければならない．
[注2] 本書では限度試験を省略したが，限度試験（定性試験）では大腸菌群の測定法で記述した確定試験と完全試験が必要である．しかし，ここで示した最確数法ではEC培地でのガス発生のみで判定し確認試験は実施しない．

表2-15 最確数表（5本法）（出現頻度の高い陽性管数の組合わせ）

陽性管数			最確数	95%信頼限界		陽性管数			最確数	95%信頼限界	
10mL	1mL	0.1mL	100mL	下限	上限	10mL	1mL	0.1mL	100mL	下限	上限
0	0	0	<2			4	3	0	27	9	80
0	0	1	2	<0.5	7	4	3	1	33	11	93
0	1	0	2	<0.5	7	4	4	0	34	12	93
0	2	0	4	<0.5	11	5	0	0	23	7	70
1	0	0	2	<0.5	7	5	0	1	31	11	89
1	0	1	4	<0.5	11	5	0	2	43	15	110
1	1	0	4	<0.5	11	5	1	0	33	11	93
1	1	1	6	<0.5	15	5	1	1	46	16	120
1	2	0	6	<0.5	15	5	1	2	63	21	150
2	0	0	5	<0.5	13	5	2	0	49	17	130
2	0	1	7	1	17	5	2	1	70	23	170
2	1	0	7	1	17	5	2	2	94	28	220
2	1	1	9	2	21	5	3	0	79	25	190
2	2	0	9	2	21	5	3	1	110	31	250
2	3	0	12	3	28	5	3	2	140	37	340
3	0	0	8	1	19	5	3	3	180	44	500
3	0	1	11	2	25	5	4	0	130	35	300
3	1	0	11	2	25	5	4	1	170	43	490
3	1	1	14	4	34	5	4	2	220	57	700
3	2	0	14	4	34	5	4	3	280	90	850
3	2	1	17	5	46	5	4	4	350	120	1000
4	0	0	13	3	31	5	5	0	240	68	750
4	0	1	17	5	46	5	5	1	350	120	1000
4	1	0	17	5	46	5	5	2	540	180	1400
4	1	1	21	7	63	5	5	3	920	300	3200
4	1	2	26	9	78	5	5	4	1600	640	5800
4	2	0	22	7	67	5	5	5	>2400	800	∞
4	2	1	26	9	78						

表2-16 最確数の取り扱い例（5本法）

	試料接種量（mL）				MPN (/100mL)
	10	1.0	0.1	0.01	
例Ⅰ	5	3	1		110
例Ⅱ		5	3	1	1,100
例Ⅲ	5	5	2	0	490
例Ⅳ	5	4	3	0	280
例Ⅴ	0	1	0	0	2
例Ⅵ	(5	3	1	1)	
	5	3	2		140

数字はガス発生試験管数で，下線を付したものが有効数である．

な確認試験を行わなくてよいこととなる．今後，このような培地が公定法として採用（水道法の水質基準では採用）され，普及するようになると糞便性大腸菌の現在の検査法はその役割を終えることとなる．

大腸菌群鑑別試験　食品から分離した大腸菌群の確かな起源を判定するため，インビック試験（IMViC test）によって，その菌型を鑑別する場合がある．大腸菌群は必ずしも分類学的に大腸菌に近縁なものとはいえない．大腸菌群のうち大腸菌（*Escherichia coli*）と*Klebsiella pneumoniae*は糞便由来である．*Enterobacter cloaceae*と*E. aerogenes*は糞便および自然界に存在する中間型である．*Erwinia carotovora*，*Citrobacter freundii*などは植物，土壌，水などに由来する自然環境型のものである．

これらの菌の鑑別試験として古くからインビック試験が行われてきた．この試験はインドール産生能試験（I），メチルレッド試験（M），Voges-Proskauer試験（V），クエン酸塩利用試験（C）の頭文字をとったものである．また，これらの試験のほかに44℃での発育とゼラチン液化試験が行われる．各菌の性状は表2-17に示す通りである．古い分類法ではColi-Aerogenes Subcommittee（1956年）によるものがあり，表2-18に示した．

表2-17 大腸菌群各菌種のインビック試験における性状

	インドール	MR	VP	クエン酸	44℃	ゼラチン
Escherichia coli	＋	＋	−	−	＋	−
Klebsiella pneumoniae *	−	−	＋	＋	−	−
Enterobacter cloaceae	−	−	＋	＋	−	（＋）
Enterobacter aerogenes	−	−	＋	＋	−	d
Erwinia carotovora	−	−	＋	＋	−	＋
Citrobacter freundii	−	＋	−	＋	−	−

＋：90％以上が陽性，−：90％以上が陰性，d：11〜89％が陽性，（＋）：遅れて陽性
＊：かつて*Aerobacter aerogenes*と呼ばれていたものがこの中に含まれる．

表2-18 インビック試験による大腸菌群の分類

学名	和名	インドール	MR	VP	クエン酸塩	44℃での発育	ゼラチン溶解
Escherichia coli	大腸菌Ⅰ型	＋	＋	−	−	＋	−
	大腸菌Ⅲ型	＋	＋	−	−	−	−
	大腸菌Ⅱ型	−	＋	−	−	−	−
Citrobacter freundii	中間型Ⅰ型	−	＋	−	＋	−	−
	中間型Ⅱ型	＋	＋	−	＋	−	−
Klebsiella aerogenes	*A. aerogenes*Ⅰ型	−	−	＋	＋	−	−
	*A. aerogenes*Ⅱ型	＋	−	＋	＋	−	−
Klebsiella cloacae		−	−	＋	＋	−	＋
Erwinia carotovora		−	−	＋	＋	−	＋

*Erwinia carotovora*はペクチン消化陽性

1) **インドール産生能試験**：ペプトン中のトリプトファンからインドール生成能力の有無を試験する．

   ⓐ　培地および試薬

   ①　SIM（Sulfide Indole Motility）培地：

   > 肉エキス　3g　　ペプトン　30g　　チオ硫酸ナトリウム　0.05g
   > 塩酸システイン　0.2g　　クエン酸鉄アンモニウム　0.5g　　寒天　5g
   > 精製水　1,000mL　　pH　7.2〜7.6

   加温溶解後，小試験管に約3mLずつ分注し，高圧蒸気滅菌して高層寒天培地とする．

   ②　Kovac試薬：P-ジメチルアミノベンツアルデヒド1gをアミルアルコール15mLに溶かし，塩酸5mLを加える．

   ③　エールリッヒ試薬：P-ジメチルアミノベンツアルデヒド1gを95％エチルアルコール95mLに溶かし，塩酸20mLを加える．

   ⓑ　操作法

   純培養した菌株をSIM培地に穿刺培養（36±1℃，18〜24時間）した後，Kovac試薬（またはエールリッヒ試薬）を約0.5mL加える．アルコール層が赤色となったものを陽性とし，発色しないものを陰性とする．

2) **メチルレッド試験**：糖を含む培地における酸の生成能力を試験する．

   ⓐ　培地および試薬

   ①　VP半流動培地：

   > 酵母エキス　1g　　カゼイン製ペプトン　7g　　ソイペプトン　5g
   > ブドウ糖　10g　　塩化ナトリウム　5g　　寒天　3g
   > 精製水　1,000mL

   小試験管に約3mLずつ分注し，高圧蒸気滅菌する．

   ②　メチルレッド試薬：メチルレッド0.1gをエタノール300mLに溶かし，さらに精製水を加えて500mLとする．

   ⓑ　操作法

   純培養した菌株をVP半流動培地に移植し，35〜37℃，18〜24時間培養する．培地に数滴のメチルレッドを加える．赤色を呈するものは陽性，黄色のものは陰性とする．

3) **Voges-Proskauer（V-P）試験**：糖を分解する過程で，その最終代謝産物がアセチルメチルカルビノールであることを確認する試験である．

   ⓐ　培地および試薬

   ①　VP半流動培地

   ②　6％α-ナフトール・アルコール溶液：α-ナフトール6gをエタノール100mLに溶解する．

   ③　クレアチン加40％水酸化カリウム溶液：水酸化カリウム40gを精製水100mLに溶解し，クレアチン0.3gを加える．

ⓑ 操作法

　　　純培養菌を穿刺培養（35〜37℃，18〜24時間）後，培地にナフトール・アルコール溶液0.2mL（約3滴）とクレアチン加水酸化カリウム溶液0.1mL（約2滴）を加える．赤色または深紅色となったものは陽性，赤変しないものを陰性とする．

4) **クエン酸塩利用試験**：クエン酸ナトリウムを唯一の炭素源として発育できるかどうかを試験する．

　　ⓐ シモンズのクエン酸ナトリウム培地：

| リン酸二水素アンモニウム　1g　　リン酸二カリウム　1g |
| 硫酸マグネシウム　0.2g　　クエン酸ナトリウム　2g |
| 塩化ナトリウム　5g　　ブロムチモールブルー　0.024g　　寒天　15g |
| 精製水　1,000mL　　pH　6.5〜6.9 |

　　加温溶解し，小試験管に約3mLずつ分注，滅菌後，寒天斜面にする．

　　ⓑ 操作法

　　　純培養した菌株を斜面部に画線し，36±1℃で72時間まで培養する．培地が濃青色になれば陽性である．

5) **44.5℃での発育試験**：ダーラム管の入ったEC培地に純培養菌を接種し，水浴中で44±0.2℃で48時間培養，ガス発生がみられたら陽性とする．

6) **ゼラチン液化試験**：普通寒天培地1,000mLにゼラチン4gを加えて滅菌後平板とする．純培養菌を平板に画線し，培養後，飽和硫酸アンモニウム液を平板上に2〜3mL注加する．集落周辺または集落下部が透明な場合を陽性とする．簡易法として，滅菌生理食塩水または滅菌精製水を滅菌試験管（シリコ栓などを付ける）に0.5mLとる．純培養菌の1白金耳を接種し，これにフィルム（露光したもの，2〜3cmの小片）を入れて，37℃の恒温水槽で培養する．1，2，3，4，24時間後にフィルム片が透明な青色になった場合は陽性，フィルム片が緑色のままの場合は陰性（陰性の判断は48時間培養後に行う）とする．

7) **結果と考察**：生菌数測定の項の結果と考察と同様に表2-5〜2-11と比較する．

+1　プラスワン

生菌数測定の項と同様のことを，大腸菌群および糞便性大腸菌群で行う．

6. 食中毒原因菌の分離
(Isolation of Food-born Enteropathogens)

　検査の対象となる細菌は，サルモネラ，腸炎ビブリオ，黄色ブドウ球菌，病原大腸菌などの好気性菌（通性嫌気性菌），ボツリヌス菌，ウェルシュ菌などの嫌気性菌がある．1982年度からはカンピロバクターなど，1997年からは細菌ではないがノロウイルスなどのウイルスも指定されている．2000年からは消化器系感染症の原因菌である赤痢菌，コレラ菌なども食中毒菌として取り扱われることとなった．ここでは好気性菌（通性嫌気性菌）の一部についての検査法を示した．

1 測定意義

　食品を汚染する細菌には2つの型がある．1つは腐敗細菌である．もう一方は，ヒトなどに病原性を示すもので，感染症や中毒を引き起こすものである．近年，消化器系感染症は激減しているにもかかわらず，食中毒の発生はほぼ横這い状態である．これには様々な要因があると考えられる．食中毒のうちその発生のほとんどは細菌とウイルスの腸炎ビブリオのものである．このようなことから，食中毒菌の食品などの汚染状況を知ることは，食中毒の予防，原因究明，対策にとって重要なことである．

2 検査方法

　食品などから食中毒菌を検出するには，増菌培地，分離培地，確認培地などが用いられる．一般的な検査手順を図2-13に示した．

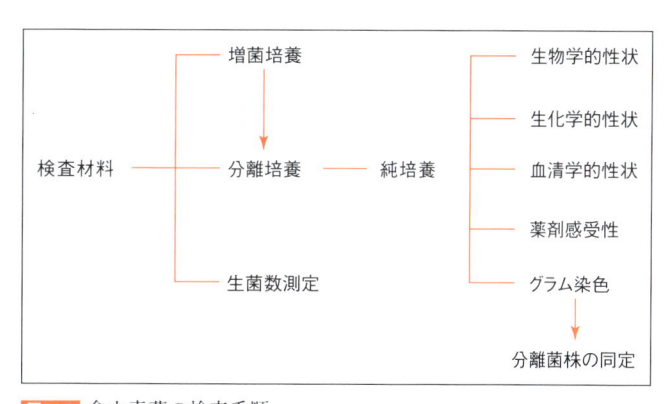

図2-13 食中毒菌の検査手順

腸炎ビブリオ　　わが国で本菌による食中毒は発生件数，患者数ともに毎年上位を占める代表的なものの一つである．学名は*Vibrio parahaemolyticus*という．食塩を含まない培地では発育できないことから好塩細菌といわれる．3％前後の食塩濃度のもとでよく増殖する海水細菌（海洋細菌）である．表2-19に腸炎ビブリオとその類縁菌の性状を示した．

表2-19 腸炎ビブリオとその類縁菌の性状

指定されるビブリオ菌種	オキシダーゼ	TSI 寒天培地 斜面	高層	硫化水素	ガス	LIM 培地 リジン	インドール	運動性	IPA	VP	ペプトン水での発育 0%食塩	3%食塩	8%食塩	10%食塩
V. parahaemolyticus	+	赤	黄	−	+	+	+	+	−	−	−	+	+	−
V. alginolyticus	+	黄	黄	−	−	+	+	+	−	+	−	+	+	+
V. vulnificus	+	赤, 黄	黄	−	−	+	+	+	−	−	−	+	+	−
V. cholerae*	+	黄**	黄	−	−	+	+	+	−	d	+	+	−	−
V. mimicus	+	赤	黄	−	−	+	+	+	−	−	+	+	−	−
V. fluvialis	+	黄	黄	−	−	−	−	d	+	+	−	+	+	−
V. furnissii	+	黄	黄	−	+	−	−	d	+	−	−	+	+	−
V. hollisae***	+	赤	黄	−	−	−	−	−	−	−	−	+	+	−
V. damsela	+	赤	黄	−	+	+	d	−	+	−	+	+	+	−

* ：コレラ菌および NAG ビブリオ，**：または上層部が赤色
*** ：運動性は室温培養菌では2日で陽性
　+：陽性，−：陰性，d：菌株により異なる

1）培地およびオキシダーゼろ紙

① TCBS（Thiosulfate Citrate Bile Salts Sucrose）寒天培地：

酵母エキス　5g　　ペプトン　10g　　白糖　20g　　ウシ胆汁末　5g
コール酸ナトリウム　3g　　塩化ナトリウム　10g　　クエン酸ナトリウム　10g
チオ硫酸ナトリウム　10g　　クエン酸鉄　1g　　ブロムチモールブルー　40mg
チモールブルー　40mg　　寒天　15g　　精製水　1,000mL　　pH　8.5〜8.7

加温溶解し，滅菌は不用で平板とする．

② BTBティポール寒天培地：

肉エキス　3g　　ペプトン　10g　　白糖　10g　　塩化ナトリウム　30g
ラウリル硫酸ナトリウム　2mL　　ブロムチモールブルー　80mg
寒天　15g　　精製水　1,000mL　　pH　7.8

加温溶解し，滅菌は不用で平板とする．

③ 1％食塩加TSI（Triple Sugar Iron）寒天培地：

肉エキス　4g　　ペプトン　15g　　乳糖　10g　　白糖　10g　　ブドウ糖　1g
塩化ナトリウム　5g　　チオ硫酸ナトリウム　80mg　　亜硫酸ナトリウム　0.4g
硫酸第一鉄　0.2g　　フェノールレッド　20mg　　寒天　15g
精製水　1,000mL　　pH　7.2〜7.6

上記の培地に5gの塩化ナトリウムを加え加温溶解後，小試験管に約3mLずつ分注する．高圧蒸気滅菌し半高層斜面寒天とする．

④ 1％食塩加LIM（Lisine Indole Motility）培地：

酵母エキス　3g　　ペプトン　12.5g　　ブドウ糖　1g　　L-リジン塩酸塩　10g
L-トリプトファン　0.5g　　ブロムクレゾールパープル　20mg
寒天　3g　　精製水　1,000mL　　pH　6.5〜6.9

上記の培地に10gの塩化ナトリウムを加え加温溶解後，小試験管に約3mLずつ分注する．高圧蒸気滅菌し高層寒天とする．

⑤ SIM培地

インビック試験の項を参照．1％に塩化ナトリウムを添加する．

⑥ 普通寒天培地

大腸菌群の項を参照．1％に塩化ナトリウムを添加する．

⑦ オキシダーゼろ紙

市販のオキシダーゼろ紙を用いる．

2）**検査方法**

① 分離培養：TCBS寒天培地平板に検査材料をコンラージ棒で塗抹し，37℃で18時間培養する．腸炎ビブリオ（*V. parahaemolyticus*）は白糖非分解のため青緑色集落（直径2〜4mm）を形成する．*V. alginolyticus*，*V. cholerae*のような白糖分解菌は黄色集落を形成する．白糖非分解のビブリオ（*V. mimicus*，*V. vulnificus*など）も腸炎ビブリオと類似の集落を形成するので鑑別が必要である．

検査材料は生菌数の項と同様に調製した10倍希釈液の0.1mLをコンラージ棒で塗抹する．菌数測定の場合は段階希釈液を調製し，その0.1mLを2枚の平板に塗抹して培養後，定型的な集落を数える．BTBティポール寒天培地を用いて行ってもよい．なお，アルカリペプトン水を用いるMPN法があるが省略した．

② 分離菌の同定（一部を抜粋）

ⓐ 1％食塩加TSI寒天培地：斜面部塗布，高層部の穿刺し，37℃で18〜24時間培養する．

高層部：黄色（ブドウ糖から酸産生），ガス非産生（気泡・亀裂なし），硫化水素非産生（黒色化しない）斜面部：赤色（乳糖・白糖非分解）

ⓑ 1％食塩加LIM培地：高層部に穿刺し37℃で18〜24時間培養する．

高層部：紫色（リジン脱炭酸陽性），混濁（運動性陽性）

インドール産生：Kovac試薬を重層，赤色を呈する．

ⓒ 1％食塩加SIM寒天培地：高層部に穿刺し37℃で18〜24時間培養する．

高層部：培地上層部のかっ色化（IPA反応＝インドールピルビン酸反応という．培地表面から5mm内外の深さにかっ色帯が現れる．）運動性陽性

インドール産生：Kovac試薬を重層，赤色を呈する．

ⓓ オキシダーゼ試験

普通寒天培地（1％食塩加）で培養した集落をガラス棒でとり，オキシダーゼろ紙（精製水を滴下して湿らせておく）に塗抹する．30秒以内に濃紫色となる．

サルモネラ属菌 サルモネラはヒトに感染する場合に，臨床像から次のように区別される．一方は感染型の食中毒を起こすもので，代表的なものにサルモネラ・エンテリティディス（*Salmonella* Enteritidis），ネズミチフス菌（*S.* Typhimurium）などがある．他方はチフス様疾患を起こすチフス菌（*S.* Typhi），パラチフスA菌（*S.* Paratyphi A）がある．従来，サルモネラ属の菌種は血清型を優先していたが，1993年に

S. Choleraesuis の 1 菌種とし，この中に 7 亜種をおくことが国際的に承認された．このことにより血清型は種としないこととなった．ヒトに病原性を示すのは *S. Cholerasuis* 亜種 *choleraesuis*（Kauffmann の亜属 I）と *S. choleraesus* 亜種 *arizonae*（Kauffmann の亜属 IIIa）である．本菌による食中毒は増加している．

1）培地

① EEM（*Enterobacteriacae* Enrichment Mannitol）ブイヨン培地：

> トリプトン　10g　マンニット　5g　リン酸二ナトリウム　6.5g
> リン酸一カリウム　2g　ウシ胆汁末　20g　ブリリアントグリーン　13.5mg
> 精製水　1,000mL　　pH7.1〜7.3

滅菌は不用で，加温溶解して用いる．

② SBG（Selenite Brilliant Green）スルファ培地：

> 酵母エキス　5g　ペプトン　5g　マンニット　5g
> タウロコール酸ナトリウム　1g　リン酸一カリウム　1.05g
> リン酸二カリウム　2.45g　スルファピリジンナトリウム　0.5g
> ブリリアントグリーン　5mg　亜セレン酸ナトリウム　4g
> 精製水　1,000mL　　pH 7.1〜7.3

滅菌は不用で，加温溶解して用いる．

③ セレナイトシスチン培地：

> ペプトン　5g　乳糖　4g　リン酸二ナトリウム　10g
> 亜セレン酸ナトリウム　4g　L-シスチン　10mg　精製水　1,000mL
> pH　7.0

滅菌は不用で，加温溶解して用いる．

④ ハーナ・テトラチオン酸塩培地：

> 酵母エキス　2g　ペプトン　18g　ブドウ糖　0.5g　マンニット　2.5g
> デオキシコール酸ナトリウム　0.5g　塩化ナトリウム　5g
> チオ硫酸ナトリウム　26g　沈降炭酸カルシウム　25g
> ブリリアントグリーン　10mg　精製水　1,000mL　pH　7.3〜7.5

滅菌は不用で，加温溶解して用いる．

⑤ DHL（Deoxycholate Hydrogensulfide Lactose）寒天培地：

> 肉エキス　3g　ペプトン　20g　乳糖　10g　白糖　10g　胆汁酸塩　1g
> チオ硫酸ナトリウム　2.2g　クエン酸ナトリウム　1g
> クエン酸鉄アンモニウム　1g　ニュートラルレッド　30mg　寒天　15g
> 精製水　1,000mL　　pH　6.8〜7.2

加温溶解し，滅菌は不用で平板とする．

⑥ SS（*Salmonella* Shigella）寒天培地：

肉エキス 5g	ペプトン 5g	乳糖 10g	胆汁酸塩 8.5g
クエン酸ナトリウム 8.5g	チオ硫酸ナトリウム 8.5g		クエン酸鉄 1g
ニュートラルレッド 25mg	ブリリアントグリーン 0.33mg		
寒天 13.5g	精製水 1,000mL	pH 6.8〜7.2	

加温溶解し，滅菌は不用で平板とする．

⑦ MLCB寒天培地：

酵母エキス 5g	ペプトン 10g	肉エキス 2g
塩化ナトリウム 4g	マンニット 3g	L-リジン 5g
チオ硫酸ナトリウム 4g	クエン酸鉄アンモニウム 1g	
ブリリアントグリーン 12.5mg	クリスタルバイオレット 10mg	
寒天 15g	精製水 1,000mL	pH 6.8〜7.2

加温溶解し，滅菌は不用で平板とする．

⑧ **TSI寒天培地**

腸炎ビブリオの項を参照．

⑨ **LIM培地**

腸炎ビブリオの項を参照．

⑩ **シモンズのクエン酸ナトリウム培地**

インビック試験の項を参照．

2) **検査方法**：食品中のサルモネラ属菌は，加熱，乾燥，凍結などにより損傷されている場合があるので，増菌培養の前に前増菌培養の必要がある．損傷菌を考慮しないでよい食品などの検査材料では直接増菌または分離培養を行う．

① **前増菌培養**：一般にEEMブイヨンを使用する．検査材料の25gを前増菌培地225mLに入れ，35℃で18時間培養する．この培養はストマフィルターで行うと便利である．

② **増菌培養**：セレナイトシスチン培地，ハーナ・テトラチオン酸塩培地，SBGスルファ培地（卵および卵製品の場合）などを用いて，検査材料25gを培地225mLに入れ，43℃で18時間培養する．前増菌培養を行った場合には培養液の1.5mLを増菌培地15mL（試験管）に入れ培養する．43℃の培養はふ卵器よりも恒温水槽を用いることが望ましい．

③ **分離培養**：DHL寒天培地，SS寒天培地，MLCB寒天培地などを用いる．増菌培養したものの1白金耳を寒天平板に画線塗抹し，37℃で18〜24時間培養する．菌数測定の場合は検査材料の段階希釈液を調製し，その0.1mLを2枚の寒天平板にコンラージ棒などで塗抹して培養後，定型的な集落を数える．定型的な集落とは上記の分離培地で無色，半透明，湿潤集落または中心部黒色の半透明集落であり，これを釣菌して確認試験を行う．

④ **分離菌の確認試験**：TSI寒天培地，LIM培地，シモンズのクエン酸ナトリウム培地にできるだけ多くの集落を接種する．判定法を以下に示す．

ⓐ TSI寒天培地：白金線で斜面部に塗布，高層部に穿刺し，37℃で18～24時間培養する．
　　高層部：黄黒色（ブドウ糖分解，硫化水素産生）
　　　　　　気泡・亀裂（ブドウ糖からガス産生）
　　斜面部：赤色（乳糖・白糖非分解）
ⓑ LIM培地：高層部に穿刺し，37℃で18～24時間培養する．
　　高層部：紫色（リジン脱炭酸陽性），混濁（運動性陽性）
　　インドール非産生：Kovac試薬を重層，変色しない．
ⓒ シモンズのクエン酸ナトリウム培地：インビック試験の項を参照．サルモネラは陽性である（培地斜面部が青色となる）．

サルモネラとその類縁菌の性状を表2-20に示した．

表2-20 サルモネラとその類縁菌の性状

菌株	TSI寒天培地				LIM 培地			シモンズのクエン酸Na培地
	斜面	高層	ガス	硫化水素	リジン脱炭酸	インドール	運動性	
チフス菌	－	A	－	＋ʷ	＋	－	＋	－
パラチフス菌	－	A	＋	d	－	－	＋	－
その他のサルモネラ	－	A	＋	＋	＋	－	＋	＋
シトロバクター	A	A	＋	＋	－	－	＋	＋
プロテウス	－	A	＋	＋	－	d	＋	＋*

A：酸産生，＋：陽性，－：陰性，d：菌株により異なる，
ʷ：弱い反応，＊：*Proteus morganii*は陰性

⑤ **分離菌の同定**：サルモネラは④の確認試験において，特にTSI寒天培地の斜面部の赤色とLIM培地の高層部の紫色で十分といえる．必要に応じてONPG試験（β-ガラクトシダーゼ試験＝サルモネラは陰性），オルニチン脱炭酸試験（サルモネラは陽性）などを行う．

⑥ **血清学的試験**：サルモネラと確認された菌をさらに分類する場合は，血清型別を実施する．市販のO多価O血清を用いて，TSI寒天培地斜面上の新鮮培養菌をスライド凝集法で判定する．さらに必要であればO血清によるO群検査，H抗原の検査を実施する．

⑦ **簡易迅速検査法**：食品工場などでサルモネラによる汚染の有無を検査するために開発されたものである．ELISA（Enzyme-linked immunosorbent assay＝酵素免疫測定法，エンザイムイムノアッセイ）法はモノクロナール多価鞭毛抗体がマイクロプレートのウエルにコーティングされているものである．サルモネラ1，2テストは抗原抗体反応を利用しており，付属の抗体が運動性サルモネラのH抗原と反応することによりイムノバンドという白い沈降線を形成するものである．DNAプローブ法は遺伝子診断法を応用したもので，リボゾームRNAの特異的な領域を標的としてサルモネラを検出するものである．その他にケイ光抗体法などがある．

黄色ブドウ球菌　本菌は自然界に広く分布し，現在23菌種と4亜種に分類されている．食品衛生上問題となるのは黄色ブドウ球菌（*Staphylococcus aureus*）で，食中毒の原因となる菌体外毒素（エンテロトキシン）を産生する．黄色ブドウ球菌は血漿凝固酵素であるコアグラーゼを産生する．コアグラーゼ陽性ブドウ球菌には黄色ブドウ球菌以外に *S. intermedius* と *S. hyicus* subsp. *hyicus* がある．したがって，黄色ブドウ球菌と厳密に同定するには表2-21に示した性状を検査しなければならない．しかし，7.5％食塩耐性，マンニット分解性，卵黄反応陽性で，グラム陽性の球菌であれば黄色ブドウ球菌と判定して問題はない．

1) **培地－マンニット食塩寒天培地**：

> 肉エキス　2.5g　　ペプトン　10g　　マンニット　10g
> 塩化ナトリウム　75g　　フェノールレッド　25mg　　寒天　15g
> 精製水　1,000mL　　pH 7.2～7.6

卵黄加マンニット食塩寒天培地の場合は，高圧蒸気滅菌後50℃位に冷却し，50％卵黄液[註1]を10％の割合に無菌的に加え，よく混和して平板とする．

2) **コアグラーゼ試験用ウサギ血漿**：市販の凍結乾燥品1mLに滅菌生理食塩水7mLを加えて溶解する．このウサギプラズマ溶液0.5mLずつを小試験管に分注する．

表2-21　コアグラーゼ陽性ブドウ球菌と表皮ブドウ球菌の主な性状

学　名	コアグラーゼ	クランピング	耐熱性Dnase	マンニット分解	黄色色素産生	硝酸塩還元
S. aureus	+	+	+	+	+	+
S. intermedius	+	−	+	+	−	+
S. hyicus subsp. *Hyicus*	+	−	+	+	−	−
S. epidermidis（表皮ブドウ球菌）	−	−	−	−	−	+

＋：90％以上陽性，　−：90％以上陰性

3) **クランピングファクター（因子）試験**：市販のPSラテックスなどを使用する．これはヒトの血漿を感作したラテックスで黄色ブドウ球菌のプロテインA（黄色ブドウ球菌の細胞壁に存在し，免疫グロブリンと結合する）とクランピング因子（結合コアグラーゼ）を同時に検査する試薬である．

4) **検査方法**

① **分離培養**：検査材料の希釈液0.1mLを卵黄加マンニット食塩寒天培地にコンラージ棒で塗抹し，36±1℃で24～48時間培養する．黄色ブドウ球菌の疑わしい集落の2～3個を普通寒天で培養し，同定を行う．

　　菌数測定の場合は段階希試料の0.1mLを卵黄加マンニット食塩寒天培地2枚にコンラージ棒で塗抹し，36±1℃で24～48時間培養する．前記と同様に疑わしい集落を同定し，最終的に食塩1g当たりの菌数を算出する．

[註1] 卵1個の汚れを洗剤で洗い，水洗後に水分を拭き取る．卵が乾いてから消毒用アルコールで拭いた後，殻を割り，白身は捨て，卵黄のみを滅菌ビーカーにとる．卵黄1個分に対して滅菌3％食塩水約20mL（卵黄の量とほぼ同じ量）を加えて混和する．

② 分離菌の同定法
- ⓐ グラム染色
- ⓑ マンニット分解－マンニット食塩寒天培地上に増殖したマンニットを分解する菌は，集落周辺の培地の色を黄変する．
- ⓒ 卵黄反応－卵黄加マンニット食塩寒天培地上に増殖した卵黄反応陽性菌は，集落周囲に白濁環を形成する．
- ⓓ コアグラーゼ試験－新鮮培養菌の1白金耳量をウサギプラズマ溶液に接種し，混合する．37℃で3時間おき判定する（6，24時間後も判定する）．判定はプラズマ溶液が凝固するかフィブリンの折出したものを陽性とする．
- ⓔ PSラテックス－生理食塩液1滴（0.05mL）を判定用スライドグラスのリング内に滴下する．撹拌棒（添付）で菌をなるたけ多くとり，生理食塩水に混ぜ，均一にする．ラテックス乳液の入っている滴下ビンを垂直に保ち，その1滴（約0.05mL）を滴下する．判定用スライドグラスを前後左右に1分間ゆるやかに動かす．1分間以内に凝集が認められたものを陽性とする．黄色ブドウ球菌のコアグラーゼ型別法，ファージ型別法，エンテロトキシンの検査法などは省略した．

3） **結果と考察**

表2-22～2-24に食品などの食中毒菌による汚染状況を示した．

表2-22 各種市販食品の食中毒起因菌検査成績（1983～1992年の10年間）

対象食品		検査件数	陽性数（%）				
			黄色ブドウ球菌	サルモネラ	腸炎ビブリオ	ウェルシュ菌	カンピロバクター
A）	食品・魚肉製品	3,562	10 (0.3)	0	NT	NT	NT
	アイスクリーム	1,276	NT	NT	NT	NT	NT
	冷凍食品	884	10 (1.1)	1 (0.1)	NT	NT	NT
	生食用カキ	987	1 (0.1)	NT	18 (1.8)	NT	NT
B）	弁当・そう菜	4,628	100 (2.2)	0	NT	NT	NT
	洋生菓子	2,497	37 (1.5)	NT	NT	NT	NT
	すし種・刺身	1,871	75 (4.0)	0	134 (7.2)	NT	NT
	調理パン	1,475	29 (2.0)	NT	NT	NT	NT
	和生菓子	1,262	33 (2.6)	NT	NT	NT	NT
	ゆでめん	1,098	9 (0.8)	NT	NT	NT	NT
	サラダ	1,466	22 (1.5)	NT	NT	NT	NT
	豆腐	1,367	6 (0.4)	0	NT	NT	NT
	食肉	597	53 (8.9)	67 (11.2)	NT	165 (27.6)	61/254[*] (24.0)

A）：成分規格が設定されている食品　B）：東京都で衛生指導上の基準が設定されている食品
NT：未検査
＊：陽性数／検査件数
神　真知子ら7名：東京衛研年報，45，69（1994）

表2-23-1 うずら卵の黄色ブドウ球菌数

検体＼菌数	陰　性	≦10^2	10^2<～≦10^3	10^3<	合　計
表面液	300 (83.5%)	46 (12.8%)	11 (3.1%)	2 (0.6%)	359
卵液	357 (99.7%)	0	0	1 (0.3%)	358

表面液：卵1個当たりの菌数，卵液：1g当たりの菌数

表2-23-2 うずら卵のサルモネラ

	陰性	陽性	合　計
表面液	353 (98.3%)	6 (1.7%)	359
卵液	354 (98.9%)	4 (1.1%)	358

鎌田正人：食品衛生研究, 43 (10), 77 (1993)

表2-24 仕出し弁当従業者の黄色ブドウ球菌検出状況

検査部位	検体数	検出数	検出率（%）
鼻前庭	180	31	17.2
手指	180	29	16.1
手袋	45	3	6.7

近藤順子ら17名：食品衛生研究, 43 (3), 59 (1993)

6章　食中毒原因菌の分離

7. 簡易検査法（Simplified Test）

　細菌検査は，寒天平板法や発酵管法によると，種々の設備とかなり高度な技術が必要である．このため集団給食施設，レストランの厨房，家庭などの現場における検索には不適当な場合が多いと考えられる．簡易検査法は，簡易で比較的迅速に多数の検体を処理することができ，誰にでもできる細菌検査法である．最近，微生物ではなくアデノシン三リン酸（ATP）を汚染の指標とする方法が開発され利用されている．

7-1　ペーパーストリップ法による大腸菌群の検査

　大腸菌群を発育増殖させる培地成分と発色剤（TTC：2, 3, 5-トリフェニルテトラゾリウムクロライド）とをろ紙に吸収，乾燥させたものである．検査材料に浸漬するか接触させて，材料中の大腸菌群を検出する方法である．

1　試薬および器具

① ペーパーストリップ…市販品を用いる（現在市販されているものとして，バクテスター，サンコリテップなどがある）．
② 消毒用エタノール
③ ふ卵器などの恒温器

2　操作法

① 指先をエタノールで消毒し，ポリエチレン袋を開き，試験紙の切り取り線より上の部分をつまみ取り出す．
② 生菌数測定の項で調製した希釈液の1 mLを吸着させる（あるいは検査材料の表面に試験紙を直接おしつける）．
③ 試験紙をポリエチレン袋に入れる．切り取り線から上の部分はちぎって除く．
④ ポリエチレン袋を圧迫して中の空気を絞りだし袋を閉じる．
⑤ 37℃前後で15時間培養を行う．
⑥ 大腸菌群は赤色のスポットとして出現するので，これを数える．

　一般的には，一検査材料に試験紙5枚を使用して，スポットの平均数で判定する．検出済の試験紙は，ポリエチレン袋より取り出し60〜70℃で乾燥すると保存できる．

　試験紙は約1 mLの検液を吸収するので，混釈培養法との比較がある程度でき，定量試験にも利用可能である．

5枚の平均（コロニー数）	判定
0	−
10個以下	＋
11〜100	＋＋
100個以上	＋＋＋

3 結果と考察

表2-25に各種測定法による食品中の大腸菌群の比較を示した．上記と同様の方法で，生菌数や黄色ブドウ球菌数を測定できる試験紙が市販されている．

表2-25 各種測定方法による食品中大腸菌群の検出

測定方法 食品	ホモジナイザー法		拭き取り法		スタンプ法
	1. DOC	2. bact.	1. DOC	2. bact.	bact.
豚肉薄切り	3.3	3.5	1.6	1.8	?
豚ヒレ肉（表面）	5.0	4.9	3.6	3.0	2.0
豚ヒレ肉（深部）	2.0	2.3	1.9	1.9	1.7
牛挽肉	3.3	2.8	1.9	1.8	2.0
鶏ささみ	4.0	4.3	3.3	2.8	?
鶏レバー	4.3	4.5	3.3	3.8	?
豚レバー	3.5	4.0	4.0	3.3	?
まぐろ刺身	3.8	−	3.8	4.3	?
タコ刺身	3.5	3.7	3.7	3.7	?
イカ刺身	3.3	3.9	3.9	4.0	?
むきえび	3.0	3.0	2.3	2.0	0
あさりむきみ	3.8	−	2.6	2.5	0
まながつお	5.6	5.5	4.9	3.8	0
わらさ	1.0	3.3	−	2.3	?
ひらめ	1.0	4.0	−	3.3	?
サバ	2.7	2.3	1.3	1.3	?
キャベツ（表面）	5.6	4.8	3.8	3.7	1.6
キャベツ（深部）	5.5	4.0	2.3	1.6	2.0
レタス（表面）	3.0	4.5	3.6	2.3	1.7
レタス（深部）	1.0	3.0	1.3	1.9	1.0
白菜（表面）	5.0	5.6	3.0	2.9	0
白菜（深部）	3.8	5.0	2.8	3.5	1.6
豆腐	3.7	3.1	1.8	2.8	?

表中の数字は検体1g中の菌数の対数値で示した．
鈴木洋子ら4名：女子栄養大学紀要, 5, 31 (1974)
DOC…デソキシコレート培地　bact.…ペーパーストリップ法

7-2 アーガースタンプ法

検査材料表面の細菌による汚染を検査するもので，細菌汚染の大要を知る目的で使用される．フードスタンプ，ペタンチェックなどの商品名で市販されており，その培地成分も生菌数用の標準寒天，大腸菌群用のデソキシコレート寒天，腸炎ビブリオ用のTCBS寒天などがある．

1 操作法

① キャップをとり，食品などの検査材料の表面に培地を押しつける．
② 使用説明書の温度，時間に従って培養する．

2 結果と考察

学生実験においては各種のアーガースタンプを家に持ち帰らせ，家庭内の様々なもの，例えば冷

蔵庫内，まな板，フキン，流しなどの細菌汚染の実態を直接確かめさせる．表2-26に調理器具などの細菌検査の結果を示した．

表2-26 サラダ製造所汚染源調査，器具の拭き取り検査

	生菌数（ /g）	大腸菌群
手指	62×10^2	−
手袋（消毒ずみ）	＜300	−
まな板	78×10	−
ふきん	73×10^2	−
バット	53×10	−
ヘラ	＜300	−
ザル	＜300	−
調理台	148×10^2	−

斎藤 勲，石原裕二，太田順子：食品衛生研究，28，114，(1978)

7-3 大腸菌群数迅速測定用ペトリフィルム（2,000ccプレート）

　大腸菌群は乳糖を分解して酸とガスを産生する．このフィルムはコロニー周辺に酸が産生されるとpHインジケーターが赤かっ色から黄色に変わることにより，またガスの産生はコロニー周辺の気泡で確認することにより，大腸菌群数を測定するものである．

1 操作法

① 希釈試料のpHが6.6 〜 7.2の間にあることを確認する．この範囲内にない場合には4％水酸化ナトリウムで調整する．
② フィルムを平らな場所に置き，上部フィルムを開け，ピペットを垂直に立てて，下部フィルムの中央部に段階希釈液の1mLを注加する．
③ 気泡が入らないように上部フィルムを被せ，スプレッダーの平面部を下して中心部を押し，試料を均一に広げる．スプレッダーを離し，下部フィルムがゲル化するまで1分間待つ．
④ 透明なフィルムを上にして35±1℃で培養する（糞便性大腸菌の場合はフィルムが乾燥しないようにパウチなどに入れるか，培養器に水を入れたビーカーを入れ44.5±0.5℃で培養する）．
⑤ 24±2時間の間はいつでもフィルムをチェックし大腸菌群を測定できる．

2 判定

① 推定大腸菌群の測定（6 〜 14時間）

　　推定大腸菌群は，培養6時間で淡い黄色ゾーンとなって現れる．

② 確定大腸菌群（8 〜 24時間）

　　培養8時間で，気泡と赤色コロニーとなって現れ始める．最高24時間培養し，コロニー数を算出する．円形の面積は約20cm^2であり，コロニーが150以上の場合は，1cm^2当たりの平均菌数に20を掛ければ概数が得られる．

③　大腸菌群数が多く測定不能な場合（4時間以上）

　　コロニーが100個を越える場合は，培養4時間で全体が黄色に変わる．正確に測定するには試料をさらに希釈する必要がある．

3　分離

コロニーを同定する場合は，ゲルから釣菌して行う．

4　結果と考察

ペトリフィルムは大腸菌群迅速測定用以外に，一般生菌測定用，大腸菌群測定用，カビ・酵母測定用，*E. coli* O-157測定用などが市販されている．上記の操作法以外にスタンプ法としても使用できる．

7-4　シート状培地　サニ太くん

サニ太くんはシート状の構造で，上部から水分蒸発を防ぐフィルム，不織布層，培地・水溶性ポリマーからなる．細菌が存在する試料液を加えると，培地・水溶性ポリマーが不織布に溶け，細菌が増殖すると不織布の表面や表面近くにコロニーが形成される．

生菌数用，大腸菌群用，黄色ブドウ球菌用などがある．試料液添加法，スタンプ法，落下菌などの検査に使用できる．

1　食品の生菌数の操作法

①　生菌数の項目で調製した各希釈段階液の1mLを2枚ずつのサニ太くんに添加する．
②　35℃で24〜48時間培養する．
③　コロニー数を判定する．

2　拭き取り法

①　滅菌希釈水の1mLをサニ太くんに添加する．
②　測定対象を拭き取り，培養する．
③　コロニーを判定する．

7-5　簡易拭き取り培地　セップメイト

調理場，生産現場などでの自主管理用のものである．

1　操作法

綿棒（スワブ）で測定対象を拭き取り，試験管培地にもどし，キャップをして35℃で24時間培養する．

2 判定

腸炎ビブリオ用とサルモネラ用は，培地の色がキャップの色と同じになれば陽性である．大腸菌用と黄色ブドウ球菌用は蛍光ランプ（365nm）を照射して，発光した場合は陽性となる．

7-6 ルシフェリン・ルシフェラーゼ法による清浄度試験

食品製造の現場において，器具，器械などが清浄であるか否かを迅速，簡便に測定できる方法である．本法は清浄度を微生物を指標とするのではなく，アデノシン三リン酸（ATP）を汚染の指標としてとらえるものである．ATPは動物，植物，微生物の細胞に存在し，筋肉を動かすエネルギーや酵素反応のエネルギー源として利用されるものである．このことから，生命活動が行われているところには必ずATPが存在し，逆にATPが存在するということは生物が存在している可能性を示すものである．本法を食品に応用する場合には，食品由来の「遊離ATP」の影響を避けるために，ATP消去剤が必要となる．

ルシフェラーゼによるATP測定のメカニズムは下記の通りである．

$$ATP + ルシフェリン（LH_2） \xrightarrow{Mg^{2+}} LH_2 \cdot AMP + ピロリン酸$$

$$LH_2 \cdot AMP + O_2 \xrightarrow{ルシフェラーゼ} AMP + CO_2 + オキシルシフェリン + 光$$

ATPはルシフェリン・ルシフェラーゼ反応によって発光する．この発光量はATP量に比例する．したがって，発光量を測定することによって，調理器具や食品製造機械などの食品残渣などの汚染状況を知ることができる．

1 操作法

① 拭き取り綿棒を綿の部分に手を触れないようにとり出す．
② 拭き取り液（1 mL）に，拭き取り綿棒を入れてしめらせ，余分な液は管壁に押しつけて絞る．
③ 測定対象（例えば，まな板，食器など）の表面を②の綿棒で，10cm×10cm拭き取る（平らでない機械などは，毎回同じ箇所を一定面積を拭き取る）．
④ この拭き取り綿棒を拭き取り液に戻し，よくすすぐ．
⑤ ④の拭き取り液の0.1mL（100μL）（または3滴）を別のチューブに入れる．
⑥ ⑤のチューブにATP抽出試薬0.1mL（または4滴）を加え，15秒間放置する．
⑦ ⑥にルシフェリン・ルシフェラーゼ発光試薬を0.1mL（または3滴）加えて，直ちに測定器で発光量を測定する．

2 ATP検査キットによる方法

拭き取りから発光までできる清浄度検査キットが市販されている．このキットを使用すると，より簡易に測定できる．

① 綿棒（スワブ）を取り出し，測定対象の表面を拭き取る．
② 綿棒をチューブに戻し，押し込んで反応させる．
③ 測定器（ルミノメーター）で発光量を測定する．

3 結果と考察

発光量はRLU値（relative light unit＝相対発光量）1 ～ 1,000,000として表示される．RLU値が大きいほど高い汚染度を示す．例えばRLU値が100と1,000を境界として，微生物の検出割合をみてみると，100未満では0 ％，100 ～ 1,000では30％，1,000以上では96％になるという研究報告がある．このことはRLU値が100未満であれば，その試料に微生物が存在することはほとんどないといえる．100 ～ 1,000であれば30％程度の微生物汚染の可能性があり要注意，1,000以上ではほぼ確実に微生物による汚染があると考えて，洗浄などが必要となる．

> **+1 プラスワン**
>
> 試料の段階希釈液を使用して，ペーパーストリップ法とペトリフィルム法との比較，拭き取り検査における上記方法とアーガースタンプやルシフェラーゼ法との比較，これらの簡易法と常法との比較などが考えられる．

8. 容器，器具，手指などの細菌検査法 (Bacteriological Examination of Containers, Utensils, Fingers and etc.)

　食品による衛生上の危害を防止するには，食品そのものについての安全性を検索することが重要であることはいうまでもない．しかし，この検査だけでは不十分であり，食品の製造，加工，調理，保存，運搬，販売などの過程における衛生状態や取扱者の衛生状態が常に安全に保持されているかを考慮する必要がある．

8-1　容器，器具

　食品を製造，加工する器具から，食事に使用する食器，食品を販売する容器・包装は食品に直接接触するものである．化学的あるいは物理的に安全であることはいうまでもない．細菌学的にも清潔で安全であることが重要である．

1　培地および器具
① 普通寒天培地
② BGLB培地
③ 希釈水
④ 滅菌シャーレ
⑤ 滅菌ガーゼ（三角フラスコなどの容器に，希釈水で湿したガーゼを入れ滅菌する）
⑥ 滅菌（ピペット，ハサミ，ピンセットなど）

2　検査法
① 洗い落とし法
　　ⓐ 小型容器：牛乳や清涼飲料水のビンなどの検査には，無菌的に滅菌希釈水の20 mLずつを加える．十分振とうし，ビンの内壁を洗浄する．洗浄液の一定量をとり，1ビン当たりの生菌数，大腸菌群を定量する．
　　ⓑ 大型容器：ⓐに準じて行う．
② 接触法（拭き取り法）：表面の平らな食器，器具のほか茶碗，コップ，スプーン，包丁など形状不規則なもの，または表面に凸凹のある飲食用器具類に適用する．
　　滅菌ガーゼで，検体を拭き取り，このガーゼを細切して滅菌容器中に入れる．一定量の滅菌希釈水を加えて十分振とうし，ガーゼ中の菌を浮遊させる．この菌浮遊液について，検体当たりまたは検体の単位面積当たりの生菌数，大腸菌群を測定する．

+1 プラスワン

まな板について，木製，ゴム製，合成樹脂製などの材質の違いによる生菌数などをみるとよい．合成洗剤による洗浄，熱湯消毒による細菌の消長も材質による差がでるので，学生実験には適している．表2-27，図2-14に各種まな板の細菌数を示した．

表2-27 魚介類販売業，飲食店営業のまな板の細菌数
（9cm²当たり）

細菌数 \ 区分	木製	耐水性*
0 ～ 500	3（ 9.4%）	6（17.6%）
501 ～ 1,000	4（12.5%）	5（14.7%）
1,001 ～ 2,000	5（15.6%）	9（26.5%）
2,001 ～ 3,000	1（ 3.1%）	
3,001 ～ 4,000	1（ 3.1%）	
4,001 ～ 5,000	7（21.8%）	7（20.6%）
5,001 ～ 6,000	4（12.5%）	4（11.8%）
6,001 ～ 7,000	3（ 9.4%）	
7,001 ～ 8,000	2（ 6.3%）	3（ 8.8%）
8,001 ～	2（ 6.3%）	
計	32（100%）	34（100%）

大腸菌群

細菌数 \ 区分	木製	耐水性*
0	7（21.9%）	14（41.2%）
1 ～ 10	2（ 6.3%）	8（23.5%）
11 ～ 20	10（31.2%）	4（11.8%）
21 ～ 30	5（15.6%）	5（14.7%）
31 ～ 40	1（ 3.1%）	
41 ～ 50	3（ 9.4%）	2（ 5.9%）
51 ～ 60		
61 ～ 70	4（12.5%）	1（ 2.9%）
71 ～		
計	32（100%）	34（100%）

ブドウ球菌

有無 \ 区分	木製	耐水性*
＋	10（31.2%）	11（32.4%）
－	22（68.8%）	23（67.6%）

腸炎ビブリオ

有無 \ 区分	木製	耐水性*
＋	0（ 0%）	1（ 2.9%）
－	32（100%）	33（97.1%）

＊ 耐水性：合成樹脂ゴム製
大山敏和，菊地義雄，樋口昭五郎，吉田和久：食品衛生研究，22，388（1972）

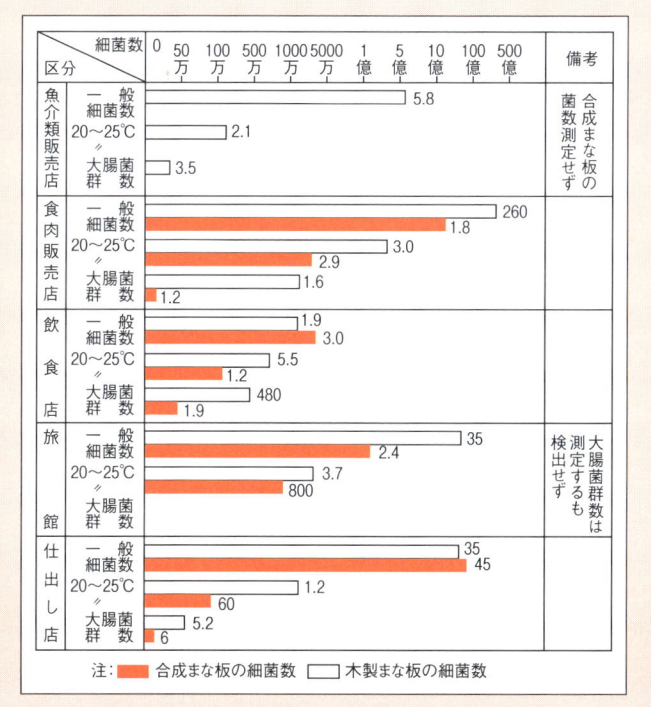

図2-14 営業施設などの木製まな板から検出した細菌数の比較（100cm²）
渡辺正敏ら4名：食品衛生研究，22，400（1972）

（注：■合成まな板の細菌数　□木製まな板の細菌数）

魚介類販売店：一般細菌数 5.8／20〜25℃ 2.1／大腸菌群数 3.5（備考：合成まな板の菌数測定せず）

食肉販売店：一般細菌数 260／1.8、20〜25℃ 3.0／2.9、大腸菌群数 1.6／1.2

飲食店：一般細菌数 1.9／3.0、20〜25℃ 5.5／1.2、大腸菌群数 480／1.9

旅館：一般細菌数 35／2.4、20〜25℃ 3.7／800、大腸菌群数 検出せず（備考：大腸菌群数は測定するも検出せず）

仕出し店：一般細菌数 35／45、20〜25℃ 1.2／60、大腸菌群数 5.2／6

8-2 フキン

使用することによって汚れや水分を吸収し，これを栄養源として細菌類が増殖する．二次汚染源として重要なものの一つである．

1 培地および器具
8-1 容器，器具に同じ

2 検査法
フキンの一定面積を無菌的に切り取り，細切して滅菌容器に入れる．一定量の滅菌希釈水で菌を洗いだす．この液について，定量的に生菌数および大腸菌群を検査する．

+1 プラスワン

フキンは生菌数が非常に多いことを認識させる．また，洗浄，消毒などの後，乾燥すれば問題のないことを実験的に確認する．

表2-28 調理器具などの汚染調査

器具	用途	一般細菌数	大腸菌群	黄色ブドウ球菌
まな板	野菜用	4,100/mL	1/mL	—
	ゼリー用	390	5	—
	ゼリー用	1,100	1	—
	未使用	30	0	—
包丁の柄	ペテナイフ	1,400	0	—
包丁	野菜用	40	1	—
	スライスナイフ	10	0	—
	未使用ペテナイフ	10	0	—
冷蔵庫取手	トラックイン	320	0	—
	リーチイン	230	0	—
ダスター	野菜のおおい	320,000	2,200	—
	食器ふき	2,400	0	—
	まな板ふき	2,800	1	—
	未使用	3,900	0	—

青木誠ら：食品衛生研究, 33, 987（1983）

表2-29 拭き取り判定基準

コロニー発生集落 100 cm² (10×10)	汚染程度	措置・対策
0～30	軽度	
30～100	中程度	
100 以上	強度	再洗浄・殺菌

（弁当・調理パン・そう菜製造者必携：自主衛生管理マニュアルより）

8-3 手　指

食品を汚染する大きな原因である．主に，枯草菌などの雑菌であるが，食中毒などの病原菌が付着している可能性もある．

1 培地および器具

標準寒天培地，EMB培地の平板，石けん，各種の消毒液，ほかは8-1 容器，器具と同じ．

2 検査法

① **水洗法**：一定量の滅菌希釈水で，手指，特に爪の部分を洗い，その洗浄液について生菌数，大腸菌群を定量する．

② **拭き取り法**：8-1-**2** ②と同様にガーゼを使用して，両手面，指間，指頭部を入念に拭き取った後，生菌数，大腸菌群を測定する．

③ **細菌手型法**：大型シャーレでは手のひら全体を，普通の大きさのシャーレで行う場合は指先を平板面に軽く押しつけた後，培養する．この方法は定量的なものではない．ハンドペタンチェック，パームチェックなどの商品名で，手型をした生培地が市販されている．これらは手のひら全体の細菌検査に適している．また，これらには消毒剤を不活化させる成分が入っているものもあり，消毒後の手の検査に利用できる．

+1 プラスワン

学生実験では，手洗い前と手洗い後（水洗い，石けん使用，消毒薬洗い）などの条件を変えて行うとよい．表2-30 ～ 2-31に手指の検査結果を示した．

表2-30 調理人手指の細菌汚染状況

調理人	手洗い前			手洗い後		
	一般細菌数	大腸菌群	黄色ブドウ球菌	一般細菌数	大腸菌群	黄色ブドウ球菌
A	1,800/mL	0/mL	－	30	0	－
B	5,400	0	－	50	0	－
C	250	20	＋	10	0	－
D	130	0	－	20	0	－
E	660	0	－	10	0	－

青木誠ら10名：食品衛生研究，33，987（1983）

表2-31 手指の洗浄消毒方法による黄色ブドウ球菌除去効果

手洗い方法 検査結果	A 検体数（25件）			B 検体数（22件）		
	手洗い前	a) 化粧石けん	b) 逆性石けん （原液）	手洗い前	a) 化粧石けん	b) 逆性石けん （100倍液）
黄色ブドウ球菌検出数（率）	5（20）	5（20.8）	0	2（ 9.1）	3（13.6）	0
黄色ブドウ球菌以外検出数*（率）	20（80）	18（75 ）	3（12）	20（90.9）	19（86.4）	11（50）
不検出（率）	0	1（ 4.2）	22（88）	0	0	11（50）

* マンニット食塩培地上で黄色ブドウ球菌以外の細菌が認められたもの
a) 化粧石けん洗浄後水洗い　b) 逆性石けんで30秒間もみ洗い後水洗い
高野修ら7名：食品衛生研究，32，47（1982）

8-4 空 気

空気中に浮遊する細菌は，食品の二次汚染に関連している．主な起源は土壌である．水分不足や紫外線などに抵抗性のある細菌の芽胞やカビ・酵母の胞子などが大部分を占める．

1 培地および器具
① 普通寒天培地または標準寒天培地など
② 滅菌シャーレ

2 検査法
落下細菌培養法：目的に適した寒天平板培地を入れたシャーレ2，3個を可検場所に置き，一定時間（例えば5分間）解放し，静かに蓋でおおい37℃で48時間培養する．発生する集落数を求めその平均値を算出する．

その他，ミリポアフィルターを用いて，フィルター上に捕集された細菌を直接鏡検，あるいはフィルターを培地上に重ねて培養する方法がある．また一定量の空気を滅菌希釈水などに通過させた後，フィルターを用いてろ過して，上記と同様に鏡検または培養する方法がある．

> **+1 プラスワン**
>
> 人がいる教室といない教室との菌数の差，生物系実験室，化学系実験室，調理室などの菌数や菌叢の違いなどをみる．
>
> 表2-32 衛生規範の規準（落下菌数）
>
> | 食品 | 区域 | 落下細菌数 | 落下真菌数[*] |
> |---|---|---|---|
> | 弁当・そう菜・洋菓子 | 清潔作業区域 | 30個以下 | 10個以下 |
> | セントラルキッチン・カミサリー・生めん類 | 準清潔作業区域 | 50個以下 | — |
> | | 汚染作業区域 | 100個以下 | — |
>
> 落下細菌数は5分間開放，落下真菌数は20分間開放
> [*] 落下真菌数はポテトデキストロース寒天培地を用いる．
> （直径9または10cmのシャーレ1枚当たりの平均値）（床面から80cmで測定）

索　引

あ

- アーガースタンプ法 ……………… 103
- 亜鉛末還元法 …………………… 23
- 亜硝酸 …………………………… 16
- 亜硝酸ナトリウムの性状………… 16
- アスパルテーム ………………… 6
- 亜硫酸 ……………………… 20, 26
- 亜硫酸塩類の性状 ……………… 21
- アルコール ……………………… 62
- アルミニウムレーキ（着色料の）………… 11
- EEMブイヨン培地 ……………… 96
- EMB培地 ………………………… 85
- 一時硬度 ………………………… 55
- インドール産生能試験…………… 91
- インビック試験 ………………… 90
- SS寒天培地 ……………………… 97
- SBGスルファ培地 ……………… 96
- MLCB寒天培地 ………………… 97
- LIM培地 …………………… 94, 98
- LB培地 …………………………… 85
- エンテロトキシン ……………… 99
- 黄色ブドウ球菌 ………………… 99
- オキシテトラサイクリン …… 31, 33
- オキシテトラサイクリンの性状 ………… 31

か

- 火炎滅菌法 ……………………… 61
- 過酸化物価 ………………… 52, 54
- 芽胞 ……………………………… 61
- 芽胞染色法 ……………………… 73
- カルバリル ……………… 34, 36, 37
- カルバリルの残留基準 ………… 34
- カルバリルの性状 ……………… 34
- 間欠滅菌法 ……………………… 61
- 寒天斜面 ………………………… 64
- 寒天平板 ………………………… 64
- 乾熱滅菌法 ……………………… 61
- 甘味料使用基準 ………………… 5, 6
- 揮発性塩基窒素 ………………… 42
- 逆浸透膜 ………………………… 62
- 逆性石けん ……………………… 62
- クエン酸塩利用試験 …………… 92
- グラフ挿入法 …………………… 48
- グラム染色 ………………… 72, 100
- クランピングファクター（因子）試験 … 99
- K値 ……………………………… 39
- 結合残留塩素 ……………… 57, 58
- 懸滴標本 ………………………… 69
- 顕微鏡 …………………………… 68
- 顕微鏡係数 ……………………… 76
- コアグラーゼ試験用ウサギ血漿 ………… 99
- 高圧蒸気滅菌法 ………………… 61
- 好塩細菌 ………………………… 93
- 合成酵素基質 …………………… 88
- 抗生物質 ………………………… 31
- 硬度 ……………………………… 55

さ

- 最確数 ……………………… 84, 86
- 細菌手型法 ……………………… 111
- 殺虫剤 …………………………… 34
- サルモネラ属菌 ……………… 95, 97
- 酸価 ………………………… 53, 54
- 残留塩素 ………………………… 57
- 残留塩素測定器 ………………… 57
- 残留農薬 ………………………… 34
- シモンズのクエン酸ナトリウム培地 … 92, 97
- 斜面培養法 ……………………… 67
- 蒸留装置 ………………………… 24
- 人工甘味料 ……………………… 5
- 水分活性 ………………………… 48
- 水分含有量 ……………………… 49
- ステビオサイド ………………… 6, 8
- スルファニルアミド溶液………… 16, 18
- 生菌数測定法 …………………… 77
- 生菌数の測定意義 ……………… 77
- 生理食塩水 ……………………… 78
- 接眼ミクロメーター …………… 73
- ゼラチン液化試験 ……………… 92

113

セレナイトシスチン培地	96
穿刺培養法	67
染色	13
染色液	70
染色標本	70
鮮度および腐敗	38
総菌数測定法（Breed法）	75
総硬度	55, 56
総残留塩素	58
ソルビン酸	27, 28, 30

た

タール色素	9, 15
大腸菌群鑑別試験	90
大腸菌群数迅速測定用ペトリフィルム	104
大腸菌群の測定意義	84
大腸菌群の測定法	84
大腸菌群の定義	83
耐熱性細菌数	80
対物ミクロメーター	73, 75
脱脂毛糸	12
脱色液	71
単染色	71
チオバルビツル酸価	54
着色料	9
着色料使用基準	9, 10
着色料の性状	11
腸炎ビブリオ	93
DHL寒天培地	96
TSI寒天培地	97, 98
TMA－N	47
デスオキシコレート寒天培地	87
デソキシコレート寒天培地	87
手指	111
展開用ろ紙	12
トリメチルアミン	46

な

ナフチルエチレンジアミン溶液	16, 18
二酸化硫黄の性状	21

は

ハーナ・テトラチオン酸塩培地	96
媒染剤	71
培地	63
培養所見	68
白金耳	65
白金線	65
発酵管法	84
発色剤	16
発色剤の使用基準	16
BGLB培地	85
ピクリン酸－トルエン法	46
標準寒天培地	78
標準平板菌数	77, 78
漂白剤	20
漂白剤使用基準	20, 21
微量拡散法	42
フキン	110
複染色	72
普通寒天培地	85
普通無染色標本	69
糞便性大腸菌群の測定	88
平板培地塗抹法	66
ペーパーストリップ法	102
鞭毛染色	73
Voges-Proskauer（V-P）試験	91
保存料	27
保存料使用基準	27, 28

ま

マンニット食塩寒天培地	99
無染色標本	69
メチルレッド試験	91
メンブランフィルター	62

や

遊離残留塩素	57, 58
油脂の変敗	51
容器，器具	108
ヨウ素酸カリウム・デンプン紙法	21
44.5℃での発育試験	92

ら

落下細菌培養法	112
リン酸緩衝食塩水	78
ルシフェリン・ルシフェラーゼ法	106
ろ紙クロマトグラフィー	13, 14

[執筆者一覧]

細貝祐太郎（ほそがいゆうたろう）　女子栄養大学名誉教授
川井英雄（かわいひでお）　元 女子栄養大学教授
廣末トシ子（ひろすえとしこ）　女子栄養大学名誉教授

改訂　食品衛生学実験

2012年3月8日　初版1刷発行
2014年3月1日　　2刷発行
2015年8月20日　　3刷発行
2016年8月20日　　4刷発行
2019年2月1日　　5刷発行
2021年3月10日　　6刷発行
2023年3月10日　　7刷発行

細貝祐太郎　監修
川井英雄
廣末トシ子　著

発　行　者　片岡一成
印刷所・製本所　株式会社シナノ
発　行　所　株式会社恒星社厚生閣

〒160-0008 東京都新宿区四谷三栄町 3-14
TEL：03（3359）7371（代）
FAX：03（3359）7375
http://www.kouseisha.com/
（定価はカバーに表示）

ISBN978-4-7699-1271-2 C1060

JCOPY ＜出版者著作権管理機構 委託出版物＞
本書の無断複写は著作権法上での例外を除き禁じられています。複写される場合は、そのつど事前に、出版者著作権管理機構（電話 03-5244-5088、FAX 03-5244-5089、e-mail: info@jcopy.or.jp）の許諾を得てください。